根本から体を整える

姿勢復元完全バイブル

Recovery

理学療法士キリツ

JN190838

KADOKAWA

「姿勢復元」って、何だろう

従来の「姿勢矯正法」や「姿勢改善法」とはどう違うのか。
そう思われた方もいらっしゃるかもしれません。
確かに、どれも「姿勢を良くする」という点では共通しています。
しかし、そのアプローチは根本的に異なります。

ストレッチや筋トレ、整体といった従来の方法は、崩れた姿勢を「外側から」整える方法です。
一時的に効果があったとしても、すぐに元に戻ってしまう、あるいは別の場所に負担がかかってしまう…そんな経験はありませんか。
これは、**根本的な原因に対処していない**からです。

一方、この本の「姿勢復元」で紹介する方法では、**あなたの体に本来備わっている「自然なバランス」「正しい動きの記憶」を「内側から」呼び覚ます方法**です。

無理に矯正するのではなく、眠っている体の力を目覚めさせることで、自然と美しい姿勢が身につきます。
自然だからこそ、効果が持続するのです。

実際にこのやり方を体験した方には、

「体が動かしやすくなった」
「いい姿勢がラクにとれるようになった」
「歩きやすくなった」
「姿勢がきれいになったねと言われるようになった」
「呼吸がしやすくなった」

など、具体的な体の変化を実感される方も多くいらっしゃいます。

これまで、ストレッチや筋トレ、整体などで「本当に良くなっているか実感できない」と悩んでいた方が、この本の方法で体の変化を感じ、明るい表情に変わるのを何度も目にしてきました。

理学療法士として10年以上、姿勢の改善に取り組んできました。
その中で、私はあることに気づきました。
いくら弱い筋肉を鍛え、硬くなった筋肉を伸ばしても、根本的な姿勢の改善には繋がらないということです。
そこで、神経生理学・脳科学に基づいた、体に本来備わっている**姿勢コントロールシステムを活性化させるアプローチ**を確立しました。それがこの「姿勢復元」で紹介する方法です。

この本では、**神経に正しい姿勢を「学習」させることで、根本的な改善を目指します。**具体的な体の動かし方だけでなく、意識の向け方、呼吸法なども取り入れ、**神経と筋肉が一体となって姿勢をコントロールできるよう導きます。**

　巷には、様々な健康情報が溢れています。しかし、その多くは一時的な効果しか得られないものも少なくありません。
　私の願いは、あなたが一時しのぎの改善ではなく、根本から姿勢を整え、「**一生、心身ともに健康な毎日を送れる体**」を手に入れることです。

　本書では、姿勢が悪くなるメカニズム、姿勢を調整する神経のシステム、体のバランスを支えるセンサーの役割など、姿勢に関する基礎知識から、具体的なエクササイズまで、丁寧に解説しています。
　豊富なイラストを用いて、視覚的にも分かりやすく解説しているので、どなたでも簡単に実践できます。

　第1章では、いい姿勢の新常識をご紹介します。頑張っても姿勢が良くならない本当の理由を、体の構造から見ていきます。また、チェックリストで、自分の姿勢の状態を把握しましょう。
　第2章では、眠った機能を呼び覚ます方法を解説します。体本来の機能を取り戻すための方法を詳しく解説していきます。

第3章では、あなたに合ったプログラムを実践していきます。
4つのステップで、具体的なエクササイズを行っていきます。
　自分の症状に合ったプログラムで、継続的な効果を目指し姿勢を良くしていきましょう。
　第4章では、いい姿勢を維持するための習慣術を紹介します。
効果的な歩き方や呼吸法、生活に取り入れるエクササイズ、目標シートを使った習慣化メソッドを解説します。

　この本が、あなたの**健康を守るためのバイブル**として、自宅の本棚でいつでも手に取れる場所に置いていただけたら幸いです。
　そして、治療院の待合室に置いてあるような、信頼できる情報源として、この本を活用していただけたらと思い書きました。

　それでは、一緒に「姿勢復元」の旅に出発しましょう。本来のあなたの姿勢、そして、快適で健康な人生を取り戻すために。

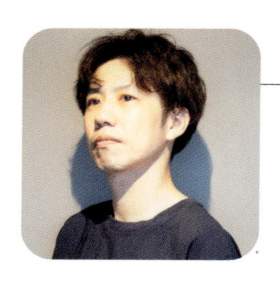

理学療法士 キリツ

10年以上の臨床経験を持つ理学療法士。解剖学や脳神経学の専門知識を活かし、姿勢に特化したアプローチを確立。セミナーやレッスンを通じて、たくさんの人々の姿勢改善をサポートしている。また、SNSでの情報発信力にも力を入れており、わかりやすい解説と効果的なエクササイズの提案をし、総フォロワー数10万人（2024年12月現在）を超える支持を得ている。

CONTENTS

第 1 章

「いい姿勢」の新常識

いい姿勢の勘違い

「背筋（せすじ）は真っ直ぐにしないでください」

こう言われたら、多くの人が驚くでしょう。

私たちは幼い頃から「背筋（姿勢）を真っ直ぐにしなさい」と教えられてきました。

真っ直ぐであるべきだと、みんなが無意識に信じ込んでいるからです。

しかし、実際には背骨は「自然なカーブ」を描いています。

このカーブには重要な意味があります。

背骨にある連続したカーブはバネのような役割を果たすことで「しなやかさを生み出し」「体重を支え」「体の動きをスムーズに」します。

真っ直ぐにすることでこのカーブが失われてしまうと、逆に体に負担がかかり、痛みや不調を引き起こす可能性があるのです。

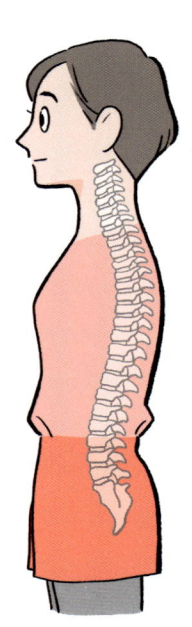

姿勢を正そうと意識をすると、体が硬直したり、筋肉が疲労したり、動きにくくなったりする経験をされた人もいるでしょう。

これは、無理やり真っ直ぐにすることで起きています。

猫背の方や亀首（かめくび）（ストレートネック）の方は特に、曲がっている部

分だけを伸ばせば良いと思うかもしれません。

　しかし、いきなり背骨にある特定の部分だけを伸ばすことは、容易ではありません。いずれにしても姿勢を良くしようと力を入れて頑張り続けることは無理があります。

　そもそも「姿勢を真っ直ぐにする」という教えが根強く残っている理由は、シンプルで分かりやすいからに他なりません。
「悪い部分を正そう」というメッセージは、素直に理解され、受け入れられやすいのです。

　リハビリや整体でも、同じように「姿勢を正しましょう」と簡易的に指導されるケースは多いです。
　しかし、すぐに元の姿勢に戻ってしまい、結局は「頑張ってください」という言葉で終わってしまうことも多いでしょう。

　単に姿勢を正す、真っ直ぐにするというだけでは、根本的な解決にはならないのです。
　疲れた体や悪い姿勢により負担がかかった体をマッサージしてラクにするのも、一時的な効果しかありません。
　一時的にはラクになったとしても、根本的な原因が解決されていない限り、すぐに元の状態に戻ってしまうことが多いでしょう。
本来は、姿勢を良くすることで、負担を減らすことが必要です。

　では、真っ直ぐにするのではなく、どうすれば良いのでしょうか。
　大切なのは「体の構造と機能」を理解し、どのように改善すればいいか根本的な解決策を見つけることなのです。

頑張っても
いい姿勢が続かないわけ

「毎日姿勢を良くしようと努力するんだけど、結局いつもの猫背に戻ってしまう…」このような悩み、誰しも経験したことがあるのではないでしょうか。実は、この原因は私たちが姿勢を保つシステムそのものに隠されています。**姿勢を維持するためには、神経からの指令が必要です。**しかし、神経の仕組みを詳しく見てみると、姿勢を司る経路は、意識的なコントロールとは別の場所に存在していることが分かります。

つまり、私たちは無意識のうちに姿勢をとっているのです。

例えば、目の前にあるコップに手を伸ばす時を考えてみましょう。**脳は「手を動かす」という意識的な指令と同時に、「姿勢を保つ」という無意識的な指令も出しています。**

意識的な動作の指令は、脳の「運動野」という場所から出されます。

一方、姿勢の維持は、意識しなくても脳が行ってくれます。これは、脳幹を中心とした神経ネットワークが、体の様々な部分からの情報を受け取って、自動的に筋肉を調整しているおかげです。脳幹は

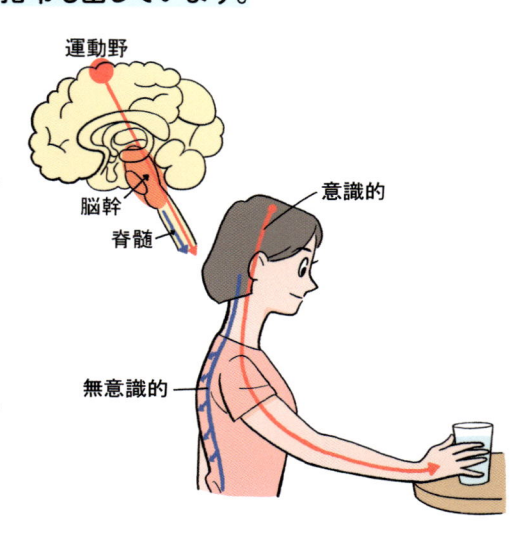

運動野

意識的

脳幹

脊髄

無意識的

脳と脊髄の接続部分にあり、呼吸や心臓の動きなど、生命維持に必要な機能をコントロールする場所です。

　姿勢の維持も、脳幹の大切な役割の一つです。

　脳幹は、耳の奥にある平衡感覚器や、全身の筋肉や関節にあるセンサーからの情報、そして目からの視覚情報を統合して、常に最適な姿勢を保つように全身の筋肉に指令を送っています。

いい姿勢は「とる」のではなく「なる」

　立ったり歩いたりする時、あなたは姿勢を意識していますか。

　答えは「NO」でしょう。

　私たちは意識することなく、自然と姿勢を保つことができるようになっているのです。

　高いものを取ろうとすると自然と背筋が伸び、低いものを取ろうとすると背中が自然と曲がる。

　姿勢とは、まさに無意識のうちに起こる体の動きなのです。

　だからこそ、**姿勢を良くしたいと意識するのではなく、姿勢に必要な体の構造や機能を高めることが重要**なのです。

　本書の姿勢復元のエクササイズを続けていくと、ある日鏡を見て「あれ？　姿勢が良くなってる！」と実感することがあるはずです。周りの人から「姿勢が良くなったね」と言われることもあるでしょう。

　そうなんです、**いい姿勢は意識して「とる」ものではなく、体全体のバランスが整うことで「なる」もの**なのです。

　あなたはもう、無理に姿勢を正す必要はありません。

　体の構造と機能を改善することで、自然といい姿勢が身につくことを信じ、一歩ずつ進んでいくだけです。

悪い姿勢はラクである

「疲れた一日の終わりに自然と体が丸まってしまう」

　そんな経験、誰しもあるのではないでしょうか。

　まるで、心地よいソファに包まれるように、体がリラックスを求め悪い姿勢をとってしまいがちです。

　ここからは、いい姿勢になるための知識として重要な「悪い姿勢」の仕組みについて触れていきたいと思います。

　なぜ、わざわざ不自然な悪い姿勢をとってしまうのでしょうか。

　私たちの体は、複雑なパズルのように、一つ一つの骨と関節が組み合わさってできています。

　このパズルを安定させるためには、筋肉や靭帯が重要な役割を果たしています。

　筋肉は、ゴムのように伸び縮みして力を出す一方、靭帯は、ロープのように骨と骨を繋ぎとめ、関節がぐらつかないように支えています。

　実は、体はできるだけエネルギーを使いたがらないのです。 そのため、筋肉よりも、エネルギーを使わない靭帯に頼って体を支えようとする傾向があり、悪い姿勢をとってしまうのです。

　猫背や巻き肩といった悪い姿勢は、まさにその状態。

　関節を曲げることで、靭帯が自然と引っ張られ、体が安定するからそうしてしまうのです。

　まるで、ハンモックにゆったりと身をゆだねているようなイメージですね。

　しかし、このラクな姿勢は、実は私たちの体に大きな負担をかけています。筋肉を使わないでいると、だんだんと衰えてしまい、姿勢を支える力が弱くなってしまいます。

　すると、よりラクな姿勢を求めて、さらに体を丸めるという悪循環に陥ってしまうのです。

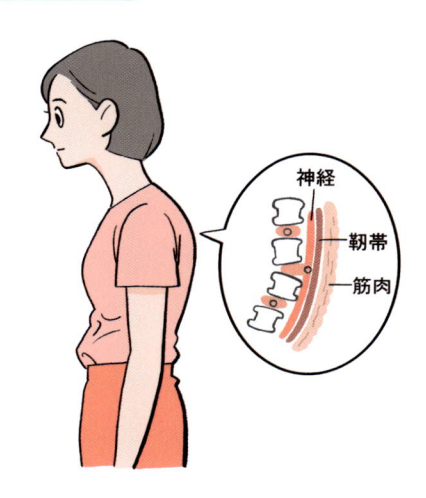

　これを聞いていると、ラクにすると悪い姿勢になるし、頑張ってもいい姿勢にならない。

「どうすればいいのだろう」と悩むでしょう。

　でも、大丈夫です。

　構造や機能から姿勢に必要な筋肉を使えるようにすれば、自然とラクにいい姿勢がとれるようになります。

　あなたに必要なのは、**いい姿勢をとるために必要なことを構造や機能から理解し、それを実践すること**だけです。

「重力」と「重心」が超重要

　ここまで読んでくださったあなたは、きっと悪い姿勢の具体的な原因について、その構造をより深く理解したいと思っていらっしゃるのではないでしょうか。

「なぜ、あなたの姿勢が悪くなってしまうのか」

　その背後にあるメカニズムをさらに解説していきましょう。

　姿勢が悪くなる原因は、大きく分けて「重力の影響」と「体の重心の位置」の2つに集約されます。

1. 姿勢を歪ませる「重力の作用」

　私たちは常に、地球の中心に向かって働く「重力」の影響を受けています。**重力に対して、体の筋肉が適切に働いていないと、体は徐々に重力に負けてしまい、姿勢が崩れてしまうのです。**

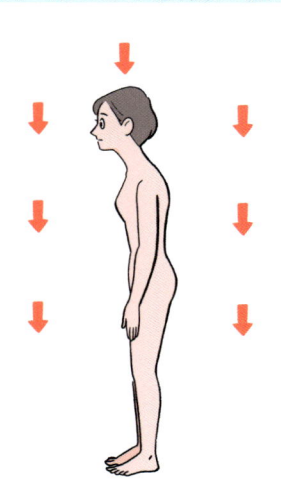

　例えば、長時間デスクワークをしていると、頭の重みで背中が丸くなり、猫背になってしまいます。これが、重力に負けて姿勢が悪くなっている典型的な例です。

　また、重力の影響は上から受けるだけではありません。私たちが歩く、あるいは何らかの動作をするたびに、地面を踏みしめることで「床反力」という力が発生します。この床反力は、**私たちが地面に加えた力と同じ大きさで、反対方向に働きます。** この床反力が姿勢に影響を与えることもあります。

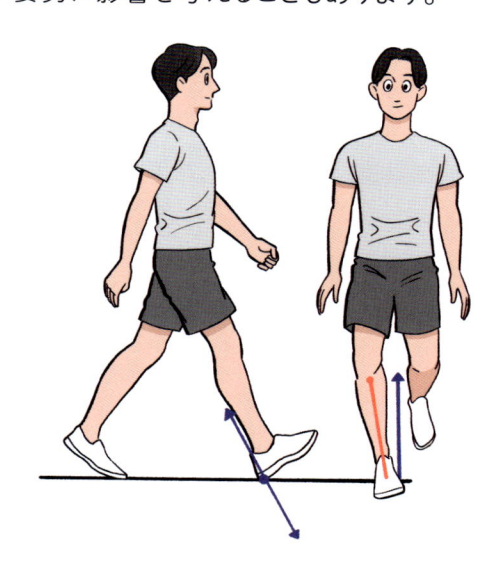

　例えば、O脚などの足の歪みは、歩行時に足が着地した時の床反力が横方向に働くことで、膝が外側に引っ張られることが原因の一つとして考えられます。

　このように、私たちは常に「重力」という力に上下から影響を受けており、この力をうまくコントロールできないことが、姿勢の歪みに繋がってしまうのです。

2. 姿勢を崩す「重心の偏り」

　人間の体は、常に「重心」を一定の位置に保とうとするメカニズムが備わっています。

　例えば、猫背の状態で長時間座っていると、頭が体の軸よりも前に出てしまい、重心が前方に偏ってしまいます。この状態から立ち上がろうとすると、そのままでは前に倒れてしまうため、体は無意識に腰を反らせたり、骨盤を前に突き出したりして、バランスをとろうとします。

　その結果、反り腰やスウェイバックといった姿勢となってしまうのです。

　このように、**重心の位置がずれた状態になると、体はバランスをとろうとして余計な負担をかけてしまい、それがさらなる姿勢の悪化に繋がってしまう**のです。ここまで見てきたように、悪い姿勢は、重力にうまく抵抗できなかったり、重心をうまくコントロールできなかったりすることが大きな原因となっています。

　つまり、悪い姿勢を根本から改善するためには、単に「筋肉が硬い」「筋肉が

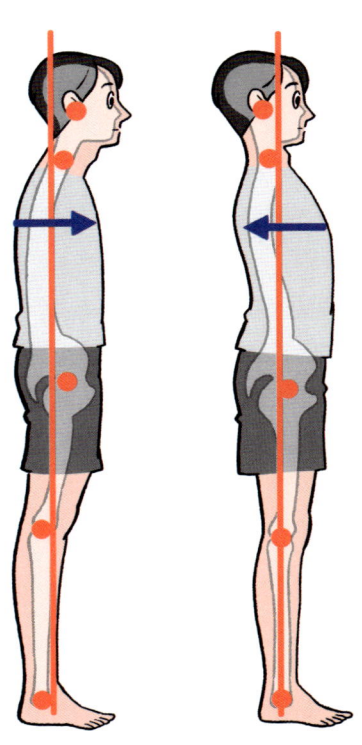

弱い」といった部分的な問題だけでなく、**「重力」と「重心」という、体全体に影響を与える要素を理解し、コントロールすることが重要**なのです。

自分の姿勢を把握する

　これまで、姿勢が悪くなる根本的な原因は、重力や重心にうまく対応できず、体が本来のバランスを崩してしまうことだと説明してきました。

　では、具体的にどのような姿勢が、体のバランスを崩し姿勢悪化に繋がってしまうのでしょうか。

　そこで、代表的な悪い姿勢のパターンと、そのチェック方法をまとめた表で、あなた自身の姿勢をチェックしてみましょう。

　次のページからの表では、**9つの代表的な姿勢パターンを取り上げ、それぞれの姿勢の特徴、悪くなるメカニズム、そして、静的なチェック方法と動的なチェック方法を具体的に解説**しています。

　静的なチェックでは、壁を利用するなどして、体の歪みを確認します。

　一方、動的なチェックでは、体を動かすことで、どのように体が反応しているか確認できます。これらのチェックを通して、ご自身の体の状態をより詳しく把握することでより効果的に姿勢の復元を行うことができるでしょう。

姿勢のチェックリスト

姿勢パターン（9パターン）	静的チェック	
① 亀首（ストレートネック・頭部前方位）首が前に突き出し、背中が丸くなった姿勢	真っ直ぐ立って、耳の穴の位置が肩よりも前に出ていないか確認	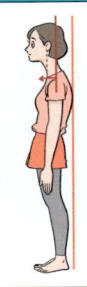
② 猫背背中が丸まって、猫のように見える姿勢	真っ直ぐに立った時に背中より頭が前に出ているか、もしくはお尻が前に出ていないか確認	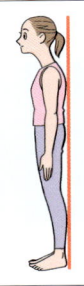
③ 巻き肩肩甲骨が体の前面に寄ってしまい、肩が内側に丸まった姿勢	腕をだらんと下ろした時に肘の前にあるシワが正面ではなく内側を向いていないか確認	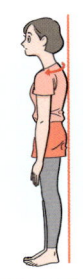
④ 反り腰腰が過度に反り、骨盤が本来の位置よりも前に傾いてしまっている姿勢	壁に背と尻をつけて立ち、腰にできる隙間がどのくらいあるか確認。正常は手のひらがギリギリ入るくらい。容易に手が入る場合は反り腰の可能性がある	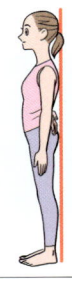

9つの代表的な姿勢パターンです。静的チェックと動的チェックで自分の姿勢を把握しましょう。複数のパターンが重なることもあります。

動的チェック	姿勢が悪くなるメカニズム

首を前に曲げた時、首の上部と下部のどちらがメインで動いているか確認。首の下部がメインで動く場合は要注意

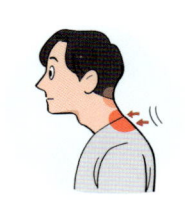

・背骨が重力に対して保てず重心が背中にある。靭帯にもたれるように体が曲がる
・背中が曲がるバランスをとるように頭や肩が前に出る
・前に出た頭や肩のバランスをとるため背中を曲げる
・背骨を支える筋肉が弱くなる
・頭を正常な位置に保つ筋肉が弱くなる
・肩甲骨を安定させる筋肉が弱くなる
・骨盤の上にあるコアという部分が弱く腰が重力に負け腰が反る
・足からの反発力が骨盤で受けきれず骨盤が前に傾く
・腰を反ることで猫背姿勢の重心のバランスをとる

キャットカウの動きで、背骨が一つ一つスムーズに動いているか確認。動きにくい場合は、背骨の柔軟性が低下している可能性がある

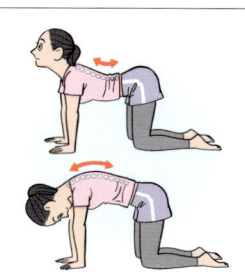

腕をバンザイした時、耳まで届かない、もしくは腰が反ってしまう場合は巻き肩の可能性がある

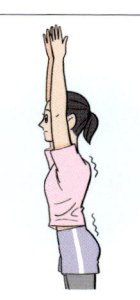

片足立ちをする。両足立ちから片足立ちになった時、腰の反りが強くなる場合は、反り腰の可能性がある

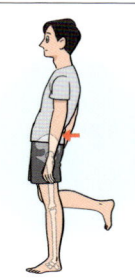

・骨盤の上にあるコアという部分が弱く腰が重力に負け腰が反る
・足からの反発力が骨盤で受けきれず骨盤が前に傾く
・腰を反ることで猫背姿勢の重心のバランスをとる

姿勢パターン（9パターン）	静的チェック

5 スウェイバック

上半身が下半身より
後ろに位置し、
骨盤が体の前方に
移動している姿勢

壁に背中をつけて自然と
立つ。お尻が壁から離れ
ているとスウェイバックの
可能性がある

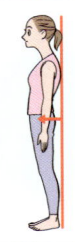

6 O脚

両膝の内側が離れ、
脚が外側に開いて
Oの字のような
形になる姿勢

両脚をそろえ足を閉じて
立ち、膝と膝の間を確認
する。こぶしが入るほど
開いていたらO脚の可能
性がある

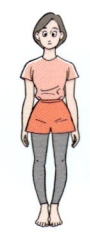

7 X脚

両膝が内側につき、
脚がXの字のような
形になる姿勢

両脚をそろえ足を閉じて
立ち、くるぶしとくるぶし
の間を確認する。こぶし
が入るほど開いていたら
X脚の可能性がある

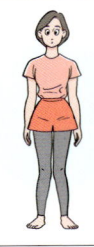

8 膝下O脚

膝から下が外側に
開いて膝下が
O字のような
形になる状態

真っ直ぐ立った時に膝の
お皿の中心に比べてすね
の骨の前にある出っ張り
が外側にねじれている場
合は膝下O脚の可能性が
ある

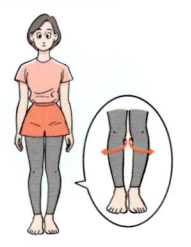

9 反張膝（はんちょうひざ）

膝が過度に伸びて、
後ろに反っている状態

真っ直ぐ立った時に太も
もの骨とすねの骨の角度
が前側で狭まり全体的に
膝が反って見える場合反
張膝の可能性がある

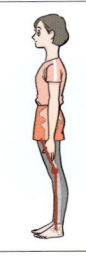

動的チェック	姿勢が悪くなるメカニズム
片足立ちをする。両足立ちから片足立ちになった時、骨盤が前に出る場合は、スウェイバックの可能性がある 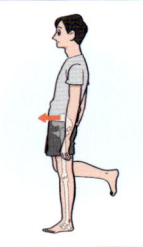	・股関節やコアの筋肉で姿勢を保てず股関節の前にある靭帯にもたれる ・足からの反発力が骨盤で受けきれず骨盤が前に動揺する ・猫背姿勢のバランスをとるため骨盤を前にする
ランジスクワットをした時に膝が内側や外側に動揺する 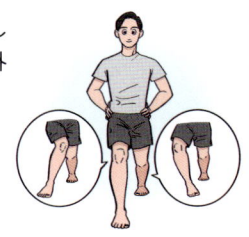	・床からの反発力に対して保てず外側の靭帯にもたれる ・骨盤の不安定で体重が内側ずれてそのバランスをとるため膝が外に開く
ランジスクワットをした時に膝が内側や外側に動揺する 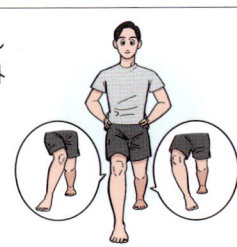	・床からの反発力に対して保てず内側の靭帯にもたれる ・骨盤の不安定で体重が外側にずれてバランスをとるため膝が内側に閉じる
ランジスクワットをした時に膝が内側や外側に動揺する 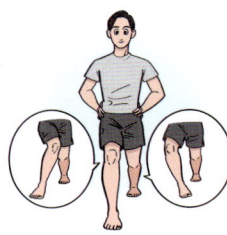	・すねの骨が床からの反発力に対して保てず外側に開く ・太ももが内側に動揺したことのバランスをとるためにすねの骨が外に開く
床に座り足を伸ばして膝を伸ばした時、床からかかとが十分に上がる時、反張膝の可能性がある 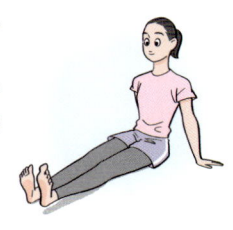	・反発力を膝で受けられず膝の後ろにもたれる ・股関節が内側にねじれることのバランスをとるため膝を伸ばす

複数の症状が絡むケースもある

　例えば、猫背気味の人は、背中が丸まっていることに加え、首が前に出ていたり、肩が内側に入っていたりすることが分かります。

　また、反り腰の人は、腰に必要以上の空間ができていたり、片足立ちになった際に腰の反りが強くなる傾向があります。

　このように、それぞれの姿勢パターンには、特徴的な「歪み方」や「動きの癖」があります。

　そして、これらの姿勢は、単独で現れるのではなく、互いに複雑に影響し合い、体のバランスを崩していくケースも少なくありません。

　例えば、猫背を改善しようとすると、今度は腰が反りやすくなる、といった経験はありませんか?

　これは、**体が長年かけて作り上げてきたバランスを、無意識のうちに保とうとするためです。**

　複雑に絡み合った姿勢の問題を根本から解決し、本当に正しい姿勢を手に入れるためには、一体どうすれば良いのでしょうか?

　実は解決方法はシンプルです。

　その答えは、次の章でご紹介する**「重力に打ち勝ち、体をコントロールする力」を高めること**にあります。

第 2 章

「眠った機能」を取り戻せ

どのように姿勢を正すのか

　第1章では、無理に背筋を伸ばそうとしたり、真っ直ぐな姿勢を長時間キープすることが、実は逆効果になってしまうことをお伝えしました。

「え？　でも、姿勢を良くしようと思ったら、頑張っちゃダメなの?」
　そう感じた方もいるかもしれません。

　そう思うのも無理はないですが、でも、ちょっとだけ想像してみてください。
　あなたは、歩く時に、右足を何センチ前に出して、左足を何度の角度で…なんて、いちいち意識しながら歩いていますか。
　呼吸をする時に、肺にどれだけの量の空気を入れて、何秒間かけて吐き出す…なんて、考えながら呼吸していますか。
　きっと、そんなことはしていないはずです。
　なぜなら、歩くことも呼吸をすることも私たちが無意識のうちに行っていることだからです。
　そして、実は「**姿勢を保つ**」ということも、**歩くことや呼吸をすることと同じように、本来は私たちが無意識のうちに行っていること**なのです。

　私たちの脳には、意識的に体を動かすための経路と、無意識に体を動かすための経路があります。

　そして、姿勢をコントロールしているのは、意識的なコントロールとは別の無意識の領域を司る経路です。

　この無意識の領域は、まるで自動操縦された飛行機のように、常に変化する重力や重心に瞬時に反応し、体全体のバランスを保ってくれています。

　ですから、**意識的に「姿勢を良くしよう!」と頑張っても、この無意識の領域がうまく機能していない限り、その効果は一時的なものに過ぎず、すぐに元の悪い姿勢に戻ってしまう**のも当然なのです。

　では、どうすれば姿勢は良くなるのでしょうか?

　そのカギとなるのが、**「反射」**です。

　例えば、つまずきそうになった時に、とっさに足を踏み出したり、バランスを崩しそうになった時に、無意識に体勢を立て直したりすることができますよね。

　これは、脳が重力や体の傾きを感知し、瞬時に筋肉に指令を出すことで、反射的に体が反応しているからです。

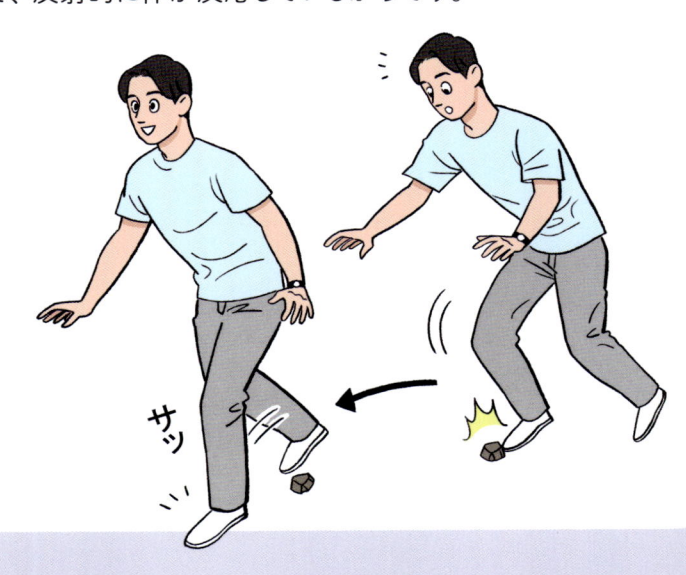

サッ

姿勢が良い状態というのは、まさにこの「反射」が正常に働き、無意識のうちに重力と重心をコントロールし、正しい姿勢を保てている状態と言えます。

　しかし、長年の悪い姿勢や習慣、運動不足などが原因で、この反射的な反応は鈍くなり、本来持っている体の機能が十分に発揮されなくなってしまうのです。

　では、どのようにすれば、反射的に重力と重心をコントロールできる体を作ることができるのでしょうか。
　単に筋トレをして筋肉をつければいいというわけではありません。何も考えずにストレッチをすることでもありません。
　大事なことは、体の深層部にアプローチし、眠ってしまった「反射」を呼び覚ますことです。
　これが姿勢復元のカギとなるのですが…「反射を呼び覚ます」と言われても、いまいちピンとこないかもしれませんね。

　もう少し姿勢復元法について深掘りし、そのメカニズムを解き明かしていきたいと思います。

「反射」を利用する方法

　正しい姿勢を保つには、無意識に重力と重心をコントロールする「反射」が重要であることをお伝えしました。

　しかし、「反射」と言われても、目に見えないものだけに、なかなかイメージしづらいかもしれません。

「そもそも、反射って、一体どうやって起こっているの?」
「意識して体を動かすのとは、何が違うの?」

　そんな疑問を持つ方もいるのではないでしょうか。

　そこで、無意識に正しい姿勢を作り出す「反射」のメカニズムをひもときながら、どうすれば、その力を最大限に活かせるのか。その具体的な方法を探っていきます。

　私たちの体には、五感（視覚、聴覚、触覚、嗅覚、味覚）以外にも、様々な感覚があります。例えば、次のようなものがあります。

○ 目をつぶっていても、腕がどこにあるか分かる「位置覚」
○ 体が傾いているのを感知する「平衡覚」
○ 筋肉の伸び縮みを感知する「運動覚」

これらの感覚は、神経を通じて脳へと伝えられます。そして、脳はこの情報をもとに、どのように体を動かすべきかを瞬時に判断し、筋肉に指令を送っているのです。

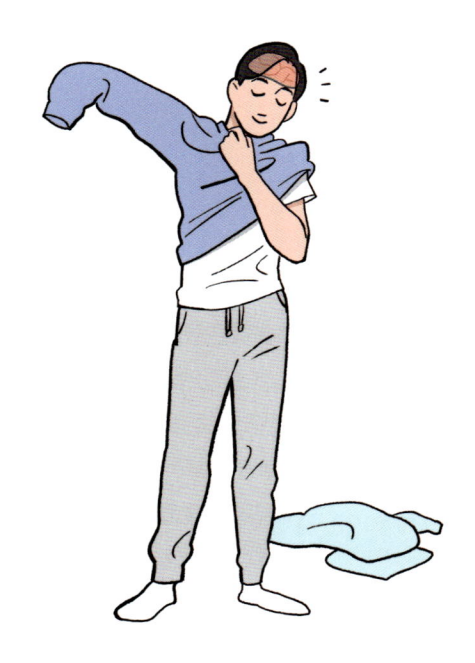

　例えば、暗闇で手を伸ばして何かを探したり、自転車に乗ってバランスをとったり、目を閉じてもスムーズに服を着ることができるのも、この位置覚や平衡覚、運動覚のおかげです。

　これが、私たちが意識することなく、瞬時に姿勢を調整したり、バランスを保ったりできる、驚きのメカニズム「反射」の正体です。
　では、この「反射」の力を最大限に活かし、正しい姿勢を手に入れるためには、どうすれば良いのでしょうか。

その答えは、「**感じる**」ことから始めることです。

多くの姿勢を改善するような方法では、「正しい姿勢」を教え、それを意識的に作り出すことを推奨しています。

しかし、先ほどお伝えしたように、姿勢をコントロールしているのは、意識ではなく「反射」です。

つまり、**いくら頭で「正しい姿勢」を理解していても、「反射」が正しく働かなければ、真の意味で正しい姿勢を手に入れることはできない**のです。

そこで重要になるのが、「感じる」というプロセスです。

例えば、あなたが今、椅子に座っているとしましょう。

「お尻は、どのように椅子に触れていますか?」

「足の裏は、どのように床についていますか?」

「背骨は、今どのようなカーブを描いていますか?」

このように、**自分の体で起きている感覚に意識を向けることで、眠っていた「受容器」が活性化し、脳に正確な情報が送られるようになります。**

そして、脳は、その情報に基づいて、自動的に体のバランスを調整し始めます。

これが、「反射」を利用した姿勢復元のメカニズムです。

「姿勢を良くしよう!」と意識的に力を入れるのではなく、「**感じる**」**ことを通して、体の内側から変化を起こしていくことが重要**なのです。

次のページからもう少し詳しくお話ししましょう。

「感覚」を手に入れるコツ

　あなたは、自分の感覚を意識して、日々過ごしていますか？
「視覚」「聴覚」「触覚」「嗅覚」「味覚」…

　普段、私たちが意識するのは、このような五感の情報がほとんどでしょう。

　しかし、美しい姿勢を保つためには、これらの五感に加えて、**体の内側から感じる「感覚」を研ぎ澄ますことが重要**になります。それが前にも述べた「位置覚や運動覚や平衡覚」ですね。

　この感覚こそがあなたが意識していなくても、体の傾きやバランスの変化を瞬時に感知し、自動的に姿勢を調整してくれる、優れたシステムなのです。

　ここでは、この「**無意識の姿勢復元システム**」とも言うべき、体の奥深くに眠る感覚を呼び覚ます、2つの重要なスイッチについて解説していきます。

1. 筋肉にあるセンサー筋紡錘

　私たちの筋肉の中には、筋肉の長さや張力の変化を感知する、「**筋紡錘**」と呼ばれる、小さなセンサーが備わっています。

　このセンサーは、筋肉が伸びたり縮んだりする際に、その情報を「脊髄」を通して脳に伝達し、姿勢の調整に役立てています。

　しかし、長時間のパソコン作業やスマホの使いすぎ、精神的なストレスなどによって、**首や肩周り、胸の筋肉が過度に緊張した**

状態が続くと、このセンサーは、正確な情報を脳に伝えることができなくなってしまいます。

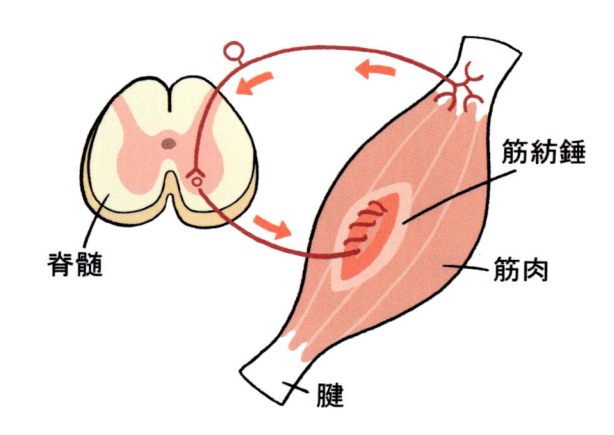

脊髄

筋紡錘

筋肉

腱

　例えば、猫背気味で背中が丸まった姿勢をとり続けていると、首や肩、胸の筋肉は常に緊張し、本来の長さよりも縮んでしまいます。するとどうなるでしょうか。

　脳は、本来感知するべき筋肉の長さや状態を正しく認識できなくなり、「正しい姿勢」が分からなくなってしまうのです。

　その結果、いざ意識的に姿勢を正そうとしても、脳は混乱し、適切な指令が出せません。

　これが、頑張って背筋を伸ばそうとしても、すぐに元の猫背に戻ってしまう、本当の原因の一つとなります。

　本来の自然で美しい姿勢を取り戻すためには、まずは、これらの筋肉の緊張を解きほぐし、センサーに正しい情報を送り届けられるようにすることが必要不可欠です。

　そこで重要になるのが「**筋肉を緩める**」ということです。

筋肉の緊張が解きほぐされることで、筋紡錘の感度が上がり、より正確な情報が脳に伝わるようになります。

　すると、脳は体の状態を正しく認識することができ、自然と美しい姿勢へと導かれやすくなるのです。

2. 重力センサーを呼び起こす

　寝ている時は、体の力は抜けてリラックスできますよね。

　ところが、起き上がると、自然と背筋が伸び、姿勢を保つための筋肉が働き始めます。

　これは、まさに、私たちの体が重力を感知し、無意識のうちに反応している証拠です。

　私たちの体は、生まれた時から、常に重力の影響を受け続けています。

　そして、ただ重力を受けるのではなく、それを上手に利用することで、効率的にそして美しく動くように設計されているのです。

　しかし、現代の生活では、デスクワークやスマホの使いすぎなどで長時間同じ姿勢を続けたり、運動不足で体を動かす機会が減ったりと、重力を意識する機会が減ってしまいがちです。

　その結果、**本来であれば無意識に働くはずの、重力に対する体の反応が鈍くなり、姿勢が悪くなってしまうのです。**

　眠ってしまった「重力センサー」を呼び覚まし、姿勢復元をする方法。

　そのカギを握るのが**「重力を感じる」**ということです。

　具体的には次のような3つの方法があります。

① 床からの感覚を感じる

　立っている時、足の裏全体で床からの圧を感じてみましょう。

　座っている時なら、お尻が椅子に触れている感覚に意識を向けてみましょう。

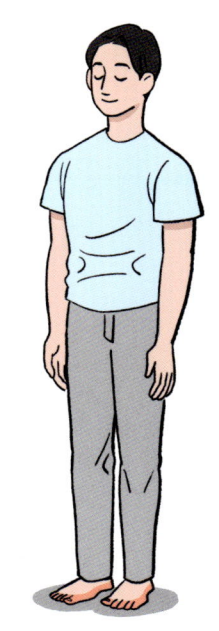

② バランスをとる

　体を前後左右に傾けたり、片足立ちになってみたりすることで、バランスを保つために必要な筋肉の働きを感じ取ることができます。

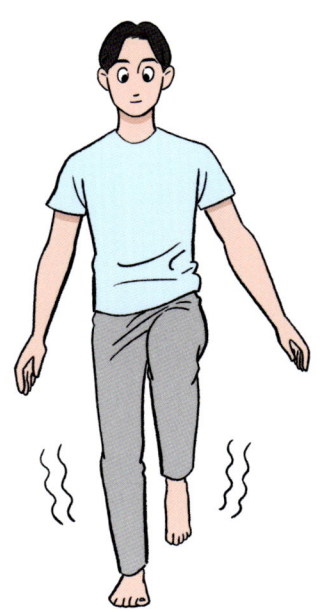

③真っ直ぐの軸を感じる

　頭頂から糸で吊られているような
イメージで、背骨が自然と伸びる感
覚を意識してみましょう。

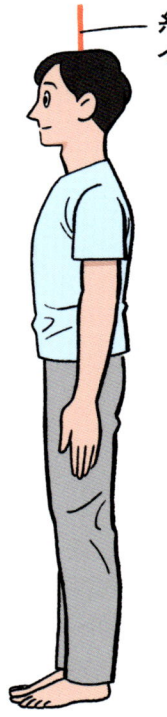

糸で吊られている
イメージ

　これらの感覚に意識を向けることで、脳は重力の存在を再認識
し、無意識のうちに姿勢を調整しようとします。

　そして、この「重力を感じる」というプロセスを通して、あな
たは重力のコントロール、さらには重心のコントロールまでも可
能になるのです。

インナーマッスルも
反射で活性化

　例えば、あなたが目の前のコップに手を伸ばそうとした時、どんな動きが起こるでしょうか。

　手が伸びるのはもちろんですが、同時に、体幹や肩、首などの様々な筋肉が、無意識のうちに連携して動いていますよね。

　この時、意識的に動かしている筋肉が「アウターマッスル」、無意識に姿勢を保ったり、動きをサポートしたりしているのが「インナーマッスル」です。

　つまり、「手を伸ばす」という動作一つとっても、表面的な動きを力強く行うアウターマッスルと、それを陰ながら支えスムーズな動作を可能にするインナーマッスル、両方の働きが不可欠なのです。

　特に、**いい姿勢には、このインナーマッスルの働きが非常に重要**になります。

　しかし、現代人は、運動不足や長時間のデスクワークによって、インナーマッスルが十分に機能していない状態にあります。

　その結果、姿勢が悪くなってしまったり、腰痛や肩こりに悩まされたりする人が後を絶ちません。

　そこで注目したいのが、**「反射」を利用したインナーマッスルの活性化**です。

「反射」とは、「脳が体の状態を感知し、無意識に筋肉に指令を出し、姿勢を調整するシステム」のこと。

そして、この「反射」と密接に関係しているのが、インナーマッスルなのです。

インナーマッスルは、意識しなくても反射的に体のバランスを保ち、姿勢を安定させる役割を担っています。

しかし、インナーマッスルの働きが弱いと、この「反射」も鈍くなり、姿勢が悪くなってしまうのです。お互いに関係し合っているのです。

近年は様々な研究により、反射を利用したインナーマッスルを効果的に鍛えるエクササイズ方法が開発されています。

これらのエクササイズでは、

○ **体の深層部に意識を集中する**
○ **小さな動きをゆっくりと繰り返す**
○ **呼吸と連動させる**

といったポイントを意識することで、効率的にインナーマッスルを活性化することができます。

また、インナーマッスルを効果的に活性化するには、意識的なエクササイズと合わせて**「重力を感じる」**ことも重要です。

なぜなら、重力を感じることで、体は無意識のうちにバランスを保とうとし、その際にインナーマッスルが反射的に活性化するからです。

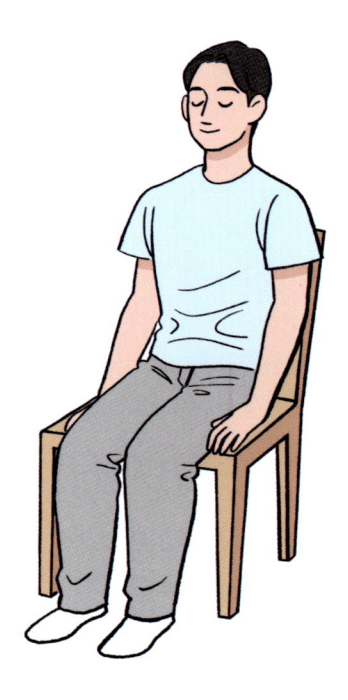

「床からの感覚を感じる」「バランスをとる」「真っ直ぐの軸を感じる」ことで、眠っていたインナーマッスルは自然と目覚め、本来の働きを取り戻していきます。

　正しい姿勢のためには、インナーマッスルの活性化が不可欠です。**そのためには、意識的なエクササイズに加えて、重力を感じることによる反射的な活性化を促すことが重要になります。**両面からのアプローチによって、インナーマッスルはより効果的に目覚め、姿勢復元へと繋がるのです。

　様々に説明をしましたが、**深いことを考えずとも両面を兼ね備えたエクササイズのプログラムを第3章から**ご紹介しています。

姿勢を復元する 3つのポイント

　本章では、正しい姿勢を手に入れるための、これまでとは全く違うアプローチをご紹介してきました。

　それは、無理に背筋を伸ばすことでも、正しい姿勢を長時間キープすることでもありません。

　ポイントは、**あなたの体の中に眠る「無意識の姿勢復元システム」をうまく活性化すること。**

　そのために重要なことをおさらいしましょう。大きくは3つの要素です。

1. 感覚を入れる

　長時間のデスクワークや猫背などの悪い姿勢によって、首や肩、胸の筋肉は緊張し、本来の感覚が鈍ってしまっています。感覚を意識することで、脳への入力がよりスムーズになり、反射が働きやすくなります。

　まずは、**緊張した筋肉を優しくほぐし、体の各部位からの感覚を呼び覚まし、感覚のスイッチをONにすることが重要**です。

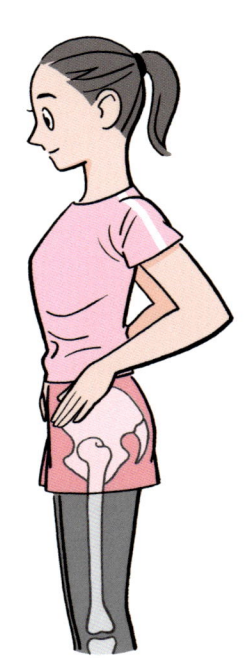

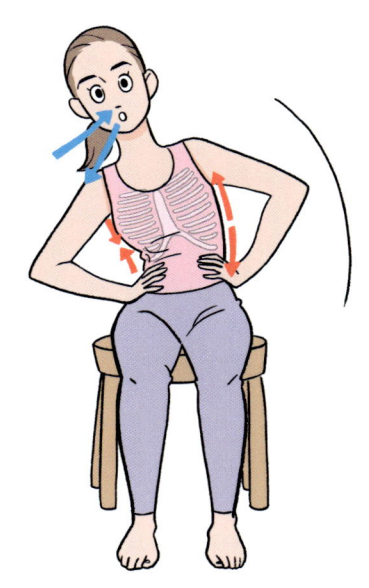

2. 感覚を意識して動かす

　ただ闇雲に体を動かすのではなく、体の感覚に意識を集中することがポイントです。特に、**重力を感じながら体を動かすことで、より効果的に姿勢調整システムを活性化**できます。

　例えば、ヨガやピラティスのように体の軸やバランスを意識しながら行うエクササイズが効果的です。このような意識的な動きによって神経伝達がスムーズになり、脳が体の状態を正確に認識できるようになります。

3. インナーマッスルを活性化する

　インナーマッスルは、意識しなくても姿勢を支えてくれる、まさに「縁の下の力持ち」のような存在です。このインナーマッスルを活性化することで、**神経を通じて体が自然と良い姿勢をとれるようになる**のです。

　インナーマッスルを意識するエクササイズに加えて、重力を感じながら体を動かすことで、反射的にインナーマッスルが働き、より効果的に姿勢復元を促します。

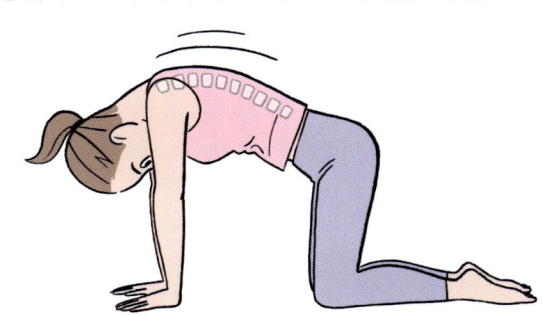

これらの要素は、それぞれが独立しているのではなく、互いに密接に関係し合いながら効果を発揮します。

　感覚を入れることで、体の状態を正しく認識できるようになり、インナーマッスルを効果的に使えるようになります。

　また、インナーマッスルが活性化することで、感覚もより研ぎ澄まされていくという好循環が生まれます。

　この3つの要素をバランス良く鍛えていくことで、**「感覚→神経→筋肉」**という反射の経路が活性化され、最終的には**「自然と正しい姿勢になる」**という素晴らしい結果に繋がっていくのです。

　さて、いよいよ実践です。この3つの要素に基づいた、効果的なエクササイズを症状別にご紹介していきます。

　今まで、姿勢復元を諦めていた人も、なかなか効果を実感できなかった人も、ぜひ本書のエクササイズを通して、体の内側から変化を実感し、一生ものの正しい姿勢を手に入れてください！

いい姿勢を手に入れる方法

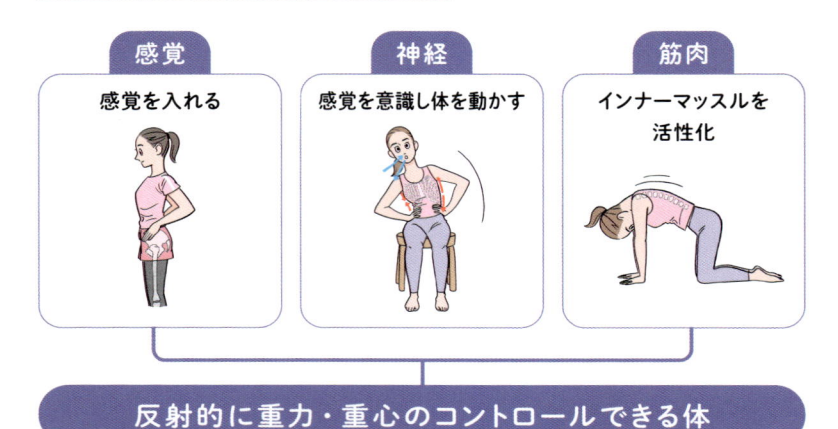

感覚	神経	筋肉
感覚を入れる	感覚を意識し体を動かす	インナーマッスルを活性化

反射的に重力・重心のコントロールできる体

第 3 章

姿勢復元
完全プログラム

姿勢復元完全プログラム
のやり方

このプログラムは、姿勢復元のための3つのポイント「①感覚を入れる」「②感覚を意識して動かす」「③インナーマッスルを活性化する」を統合し、反射的に重力や重心をコントロールできる体になることを目標としています。身体感覚の向上に重点を置き、決められた動きを行うだけでなく、自分の体の状態を感じ取りながらエクササイズを行うことで、より効果的な姿勢復元を目指します。
プログラムは、以下で構成されています。

Before（ビフォー）

エクササイズ前の体の状態をチェックします。体にどんな感覚を感じるか意識を向け、現状を把握します。普段意識していない感覚に意識を向けることで、体の声に耳を澄ませる練習となります。リラックスした状態で行い、客観的に観察することが重要です。

Step:1 2 3 4 体を知る

骨格の位置や動きを確認し、現状の姿勢と正しい位置を理解します。自分の姿勢の癖や弱点を知ることで、エクササイズで重点的に取り組むべきポイントが明確になります。体の構造や重心の位置を理解し、エクササイズ中の体の動きや重心位置への意識を高めます。日常生活での姿勢への気づきも促します。**「感覚を呼び覚ます」**段階です。

Step:2 3 4 リリース

手で筋肉に圧をかけたり、筋肉を伸ばしたり、動かしたり力を抜いた

り、呼吸を組み合わせることで、硬くなった筋肉を緩めます。姿勢悪化の原因となる筋肉の硬さを解消し、関節可動域を広げ、正しい姿勢に必要な筋肉を適切に使えるようにします。同時に身体感覚の向上にも繋がります。「**感覚を入れる**」段階です。

Step:3 4 インナーマッスル活性化

姿勢維持に重要なインナーマッスルを活性化します。小さな動きを意識し、呼吸をしながら行います。体の動きやイメージを通して、感覚を感じにくいインナーマッスルを効果的に活性化します。「**感覚を意識して体を動かし、インナーマッスルが活性化する**」段階です。

Step:4 メインエクササイズ

立位でのダイナミックな動きで、重心や重力のコントロールを行い、姿勢を復元します。これまでのステップで培った感覚とインナーマッスルの活性化を統合し、緊張した筋肉を緩め、弱化した筋肉を強化し、全身の筋肉バランスを整えます。特にインナーマッスルを活性化することで、全身の骨格バランスを整え、理想的な姿勢へと導きます。
「感覚→神経→筋肉」の反射経路を強化し、日常生活でも自然と美しい姿勢を保てるようにします。単に一時的な姿勢改善ではなく、継続的な効果を目指します。「**感覚→神経→筋肉の反射経路を強化する**」段階です。

After（アフター）

エクササイズ前後の変化を感じ、効果を実感します。変化の認識はモチベーション維持と継続的な取り組みに繋がり、身体感覚の向上は姿勢改善への意識づけを強化します。エクササイズ効果を実感することで、日常生活における姿勢への意識にも繋げます。

亀首の改善

（かめくび）

完全プログラム

(Before)

あなたの首をチェック。
首の後ろに張りや痛みはありませんか。
さらに首を上下左右に動かしてみましょう。
動きのぎこちなさや頭の重さを感じませんか。

Step:1 2 3 4　首の軸を知る

亀首は、首の下の自然なカーブが失われ、首の上部分が反りすぎて、あごが突き出た状態を指します。ストレートネックとも言われます。頭の付け根が詰まっているように感じ、首の動きが制限されることも特徴です。首の軸を見つけ、正しい動かし方をマスターすることで、この亀首を改善し正しい姿勢へ近づきましょう。

① 首を曲げる

軽くあごを引いてから、首をゆっくりと前に曲げていきます。この時「首の骨は耳の下から始まっている」ことを意識してみましょう。
耳の下を軸に、そこからまるで首の骨を1本ずつ丁寧に曲げていくようなイメージ

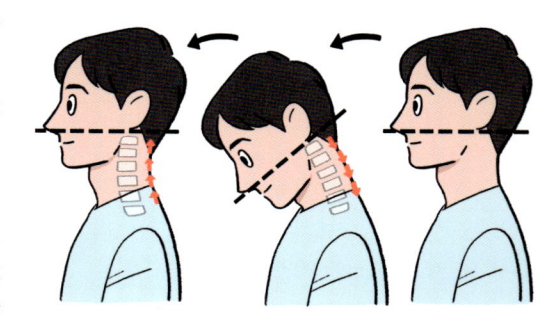

で、ゆっくりと頭を下ろしていきます。あごを胸に近づけるように、真下を見ましょう。今度は逆の動きで、首の骨を1本ずつ伸ばしていくイメージで、ゆっくりと頭を上げていきます。額とあごが床と垂直になるまで、丁寧に頭を戻しましょう。

2　首を回す

体の真ん中を軸として、頭をゆっくりと左右に回してみましょう。この時、首の前の筋肉だけでなく後ろの筋肉も優しく伸び縮みするのを感じながら行うのがポイントです。
頭が傾いたりせずに、真っ直ぐ（左右の耳が水平）に左右に向くように意識しましょう。

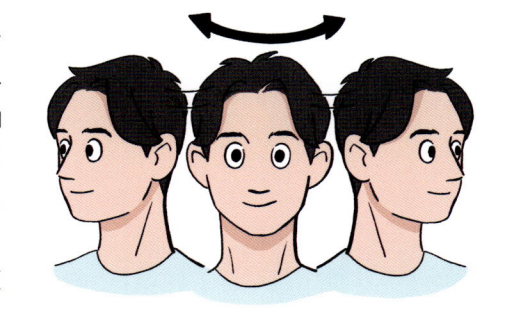

3　首の反りを作る

まず額とあごのラインが垂直になるようにあごを軽く引きます。次に頭を天井に向かって、上に引き上げていくように意識してみましょう。首の後ろが伸びて、自然なカーブが深まるのを感じられますか。これが、本来の美しい首のアーチです。

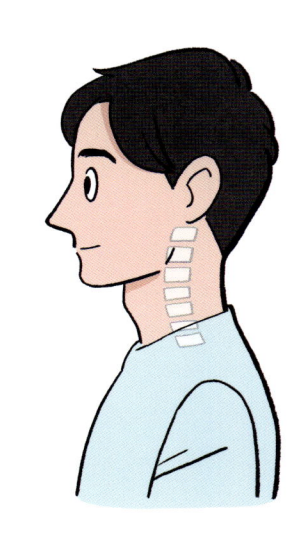

後頭下筋群をリリース

次は後頭下筋群をほぐしていきましょう。後頭下筋群は、頭蓋骨と首の骨をつなぐ筋肉で、首の動きや姿勢の調整に重要な役割を担っています。左右の後頭下筋群を5つのエリアに分けてリリースしていきます。ここでのリリースは筋肉に圧をかけること、緊張をほぐすことです。

1 後頭下筋群を見つけ出す

頭を軽く前に倒し、首の付け根あたりを指で触れてみてください。後頭下筋群は頭蓋骨のすぐ下、後頭部の髪の生え際あたりにある窪み（硬い骨のすぐ下の柔らかくなっているところ）にあります。

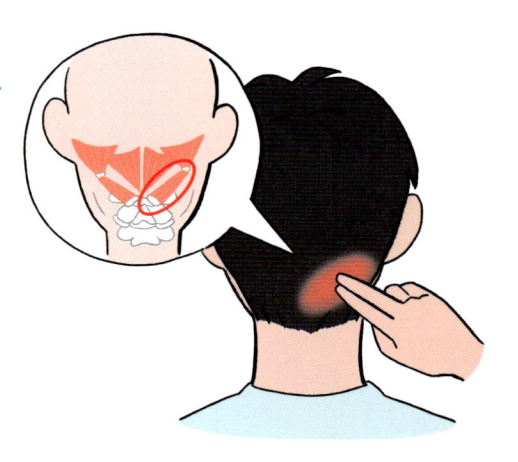

2 温かい手で包み込む

両手をこすり合わせて温めたら、後頭下筋群を包み込むように優しく触れてみましょう。硬くなっていたり、痛みを感じる部分はありませんか。ご自身の体の状態を感じながら、優しく触れてみてください。

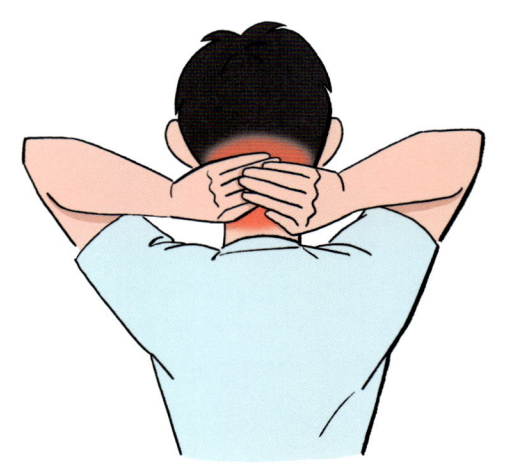

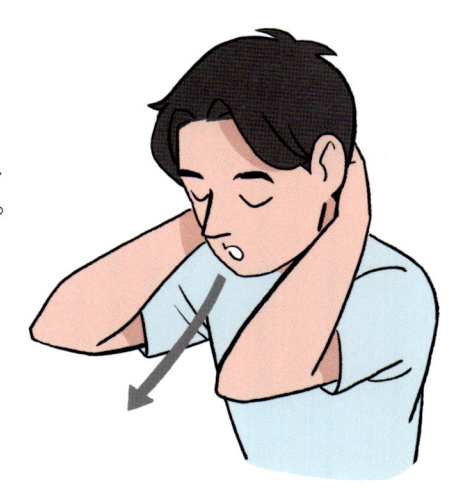

③ 優しく 圧をかける

後頭下筋群に指先を軽く当て、ゆっくりと圧をかけていきます。この時、頭蓋骨に向かって、筋肉を押し上げるようなイメージで行うのがポイントです。心地よい圧を感じるところで、10秒間キープします。筋肉の緊張がゆっくりと解けていくのをイメージしながら、深呼吸を繰り返しましょう。鼻からゆっくりと息を吸い込み、口からゆっくりと吐き出すことで、リラックス効果も高まります。

④ リリース

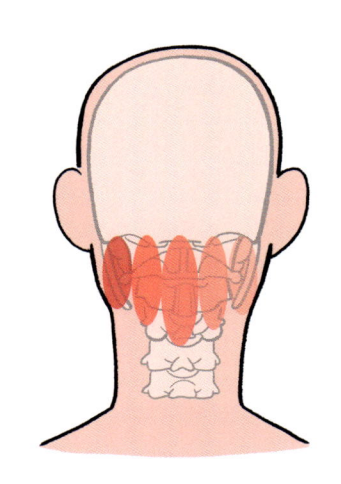

後頭下筋群を5つのエリアに分けて、丁寧にリリースしていきます。具体的には、真ん中、右側2ヶ所（中心から外側に向かって）、左側2ヶ所（中心から外側に向かって）、計5つのエリアに分けます。それぞれのエリアを丁寧にリリースしていきます。特に、硬くなっている部分や痛みを感じる部分には、30秒から60秒と少し長めに圧をかけてみましょう。決して無理はせず、痛みが出ない、気持ち良いと感じる範囲で行うことが大切です。
5エリア×10秒キープ（特に硬いところは30秒から60秒）しましょう。

首のインナーマッスル活性化

正しい関節の位置が分かり、後頭下筋群がほぐれたら次は首の深層部にあるインナーマッスルを活性化します。 重力を感じながら、小さな動きを丁寧に繰り返すことがポイントです。

うなずく

1 小さい動きで感覚を入れる

Step 1で確認した、額とあごのラインが垂直になるようにあごを軽く引き耳の下を支点に、頭が背骨の上に自然に乗っている状態を意識します。正座やイスに座り、両手の親指を重ねてあごに軽く当てます。親指で軽く抵抗を加えながら、「ウンウン」と小さくうなずくように頭を前後に10回動かします。耳の下を軸に、首の下の部分が曲がらないように、あごの小さな動きを意識しながらゆっくりと動かします。喉仏のあたりが優しく収縮するのを感じながら行いましょう。

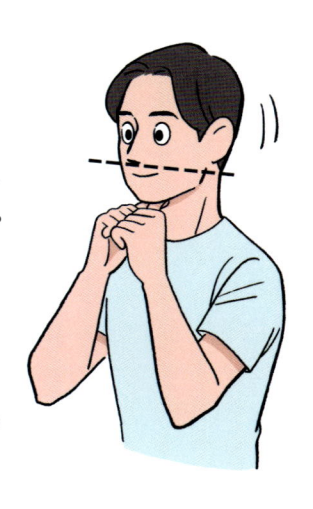

首を回す

正座やイスに座り、頭が背骨の上に自然に乗っている状態を意識します。目の前の少し離れた場所に、目印となるものを決めて見つめます。一点を見つめることで、首の動きが安定しやすくなります。

① 鼻で円を描くイメージで頭を回す

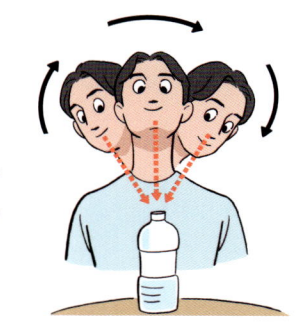

鼻できれいな円を描くように、ゆっくりと頭を回していきます。この時、目印を一点に見つめ続け、視線は動かさないようにしましょう。左右それぞれ10回行います。

② 四つん這いで首を動かす

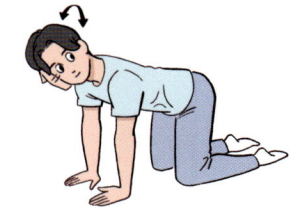

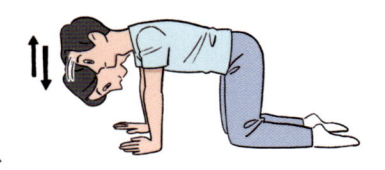

床に四つん這いになります。頭が背骨の延長線上にあるように姿勢をとります。耳の下を軸に、首の骨を1本ずつゆっくり曲げていきます。あごを胸に近づけるように、ゆっくりと頭を下ろしていきましょう。今度は逆の動きで、首の下から首の骨を1本ずつ伸ばしていくイメージで、ゆっくりと頭を上げていきます。額とあごが地面と水平になるまで伸ばします。
頭をゆっくりと左右に回してみてください。首の真ん中を軸として、回した時に耳が肩に近づかないよう、水平に頭をゆっくりと左右に10回行ってみましょう。

③ タオルを使って反りを作る

正座やイスに座り、タオルを両手で持ち、頭の上にかけます。タオルを下に引っ張る力に抵抗するように、頭を真っ直ぐ上に伸ばしていきましょう。この時、頭の後ろが気持ち良く伸びているのを感じてください。これを10回繰り返します。

メインエクササイズ

最後に、立った状態で体の中心を意識し、頭が天井に向かって引っ張られているようなイメージを持ちながら、首を長く伸ばす感覚を味わってみましょう。この状態では、重力に逆らうように頭が自然と体の真上に位置し、首の後ろに美しいカーブが生まれます。

頭部リセット オーバーヘッドランジ

① ポジション

まずは、足幅は狭く片足を大きく後ろに引いて、両足のつま先を正面に向けましょう。前足の膝を軽く曲げ、足裏でしっかりと地面を押します。体幹を真っ直ぐ保ちます。

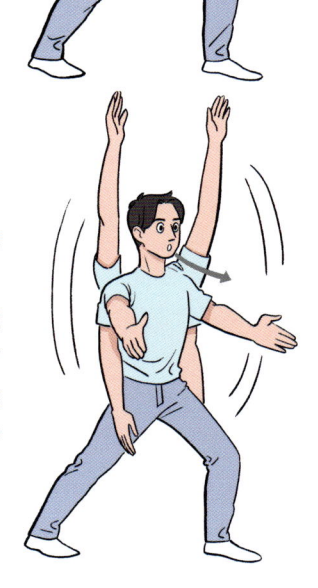

② 腕を上げる

頭を上に伸ばしながら、おでこ＆あごが床と垂直になるようキープします。
この状態から、息をゆっくり吐きながら、腕を大きく円を描くように頭上にゆっくりと上げていきます。常に体幹は真っ直ぐに頭頂部は天井に向かって伸ばすイメージを忘れずに5回腕を上げ下げします。

③ 首を回す

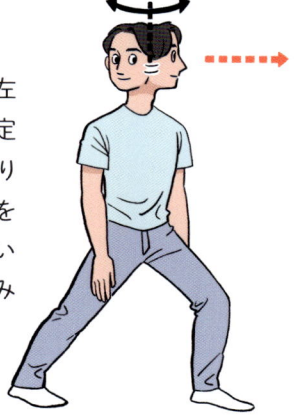

次に、目の前の一点を見つめながら首を左右に回します。例えば壁の模様などに固定し、鼻が床と平行になるよう、頭をゆっくりと左右に回してみてください。首の真ん中を軸として、回した時に耳が肩に近づかないよう、水平に頭をゆっくりと左右に回してみましょう。これを5往復繰り返します。

④ 頭を回す

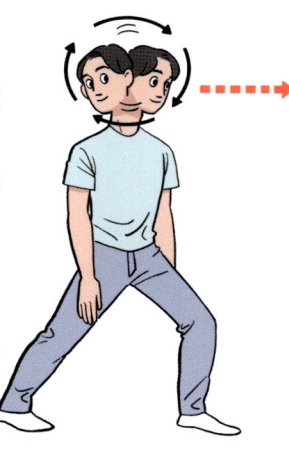

鼻できれいな円を描くように、ゆっくりと頭を回していきます。
この時も、目印を一点に見つめ続け、視線は動かさないようにしましょう。
左右それぞれ3回ずつ繰り返します。

①〜④の動作を1セットとし、このセットを5回繰り返します。ただし、途中で姿勢が崩れてしまったり、集中力が途切れてしまったら、回数を減らしてください。

> **After**
>
> いかがですか。もう一度、体の感覚を感じてみましょう。
> 首の後ろの緊張が和らぎ、
> 動かしやすく軽くなったように感じたらOKです。

猫背の改善

完全プログラム

Before

まずは、あなたの背骨をチェック。
深呼吸をしてみてください。呼吸がラクにできますか。
座った状態で背骨を丸めたり伸ばしたり、左右に倒したり
してみてください。どこかに痛みや違和感はありませんか。
背骨がスムーズに動いているか、動きが制限されている部
分はないか確認してみてください。

Step:1 2 3 4 背骨のS字カーブを知る

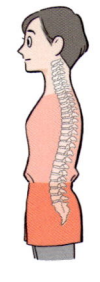

「猫背」と言っても、人によって背骨のカーブや歪み方
は様々です。しかし、理想的なカーブは一つです。そ
れは背骨のS字カーブが緩やかにあることです。壁を
使ってS字カーブを理解していきましょう。まず、壁に
背中を向けて立ち、頭、肩、背中、お尻、かかとを
壁につけていきます。

① 頭の位置

この時、自然と頭が壁につかない場合は、首の反る
カーブが不足している可能性があります。

2 肩を広げる

肩を広げて壁につかない場合は胸のあたりの背骨（胸椎）が過剰に丸まっている「猫背」の可能性があります。

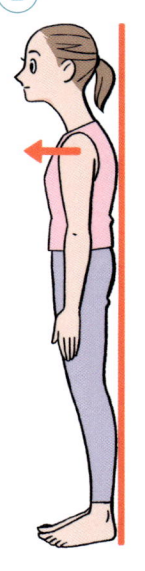

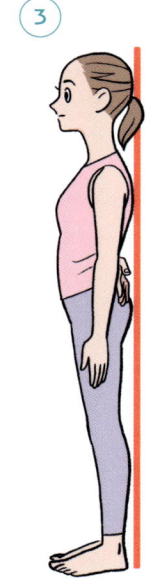

3 腰の隙間

頭を壁につけた時、腰と壁の間に手のひら分以上の隙間ができる場合は腰が反りすぎている「反り腰」の可能性があります。

4 お尻の位置

壁に近づける意識がなく自然と立った時にお尻が壁から離れてしまう場合は「スウェイバック」と呼ばれる状態かもしれません。スウェイバックの人は首の反りが少なく胸の曲がりが大きいことが多いのも特徴です。腰の反りを少なくすると頭が壁から離れる時や、または頭を壁につけようとすると腰が壁から離れる場合は「反り腰」と「猫背」を併発している可能性があります。正しい姿勢は無理なく首の反りがあり胸椎の曲がりや腰の反りが極端でないバランスのいいS字カーブがあることとなります。それぞれのカーブが過剰にならないことで全身の重心も安定し、バランスがとりやすい体へと繋がります。

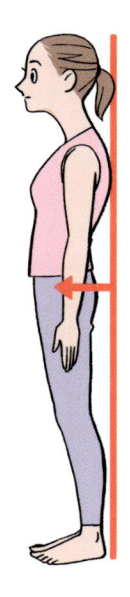

肋骨をリリース

背骨のS字カーブを作るためには、肋骨の柔軟性が重要です。肋骨が硬くなると、背骨の動きも制限され、姿勢が悪くなる原因となります。そのため、肋骨周りの筋肉をリリースします。ここでは呼吸を使い肋骨周りの筋肉をゆるめていきます。

肋間筋リリース

① 背中を丸めて肋骨を閉じる

椅子に座り、リラックスした姿勢をとります。手と手を合わせてにぎり腕を前に伸ばします。
そのまま腕を前に押し出すようにしながら、背中をゆっくりと丸めていきます。背中を丸める動きに合わせて、5秒かけて口から深く息を吐き出します。肋骨が優しく閉じられていくイメージを意識しましょう。5秒かけて息を吸いながら元の姿勢に戻ります。

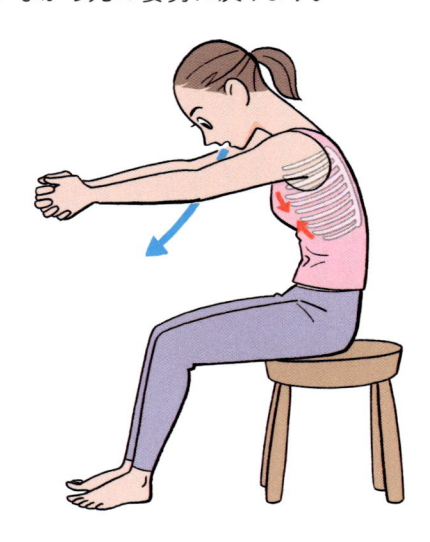

② 胸を開いて、肋骨を広げる

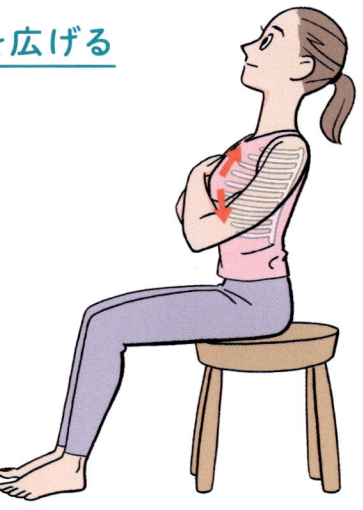

胸の前で両手を合わせ、5秒かけて鼻から深く息を吸い込みます。次に胸を開き、肋骨が広がるイメージを意識します。5秒かけて息を吐きながら、元の姿勢に戻ります。

③ 体を横に倒して、肋間筋をリリース

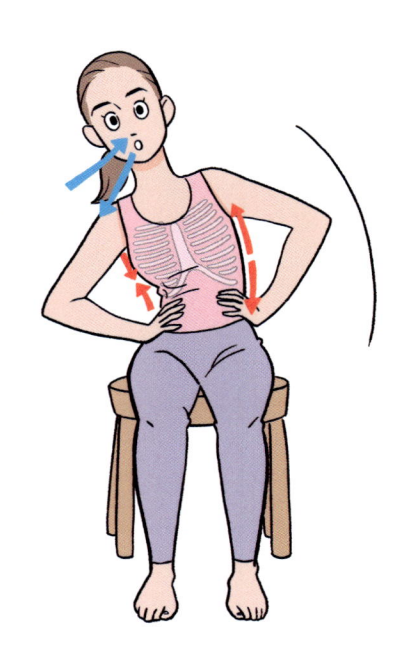

両手を腰に当てます。右側に体を真横に倒していきます。この時、背骨が緩やかにカーブを描くように意識し、無理のない範囲で倒しましょう。体を倒した状態で、5秒かけて口からゆっくりと息を吐き出し、右側の肋骨が閉じられていくイメージを意識します。次に、5秒かけて鼻から息をゆっくりと吸い込み、今度は左側の肋骨が広がっていくイメージを意識します。ゆっくりと上半身を起こし、反対側も同様に行います。

①～③を1セットとして、これを5回繰り返します。

背骨周りの
インナーマッスル活性化

正しい関節の位置が分かり、肋骨周りがほぐれたら次は背骨の深層部にあるインナーマッスルを活性化します。 小さな動きを丁寧に繰り返し、硬くなった背骨を元の動きに導きます。

① 骨盤の前傾運動

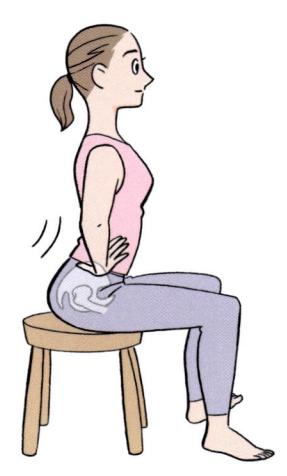

骨盤をゆりかごのように前後にゆっくりと傾ける動きを行います。
おへそを天井へ引き上げるように意識しながら、骨盤を前傾させます。この時、腰骨の反るカーブが深くなるイメージを持ちます。腰の下が床から少し浮き上がり、お腹が膨らむように感じます。

② 骨盤の後傾運動

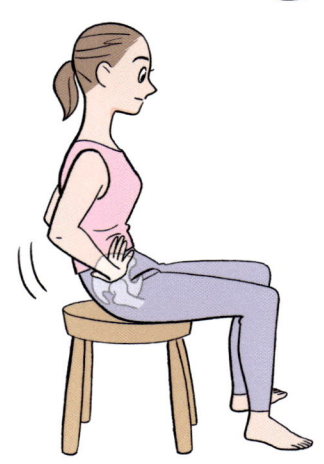

おへそを床へ引き込むように意識しながら、骨盤を後傾させます。この時、腰骨の反るカーブが浅くなるイメージを持ちます。腰の下の部分（腰椎）が床に近づきながら、お腹がへこむように感じます。
骨盤を前後に10回傾けてみましょう。

③ ロールアップ

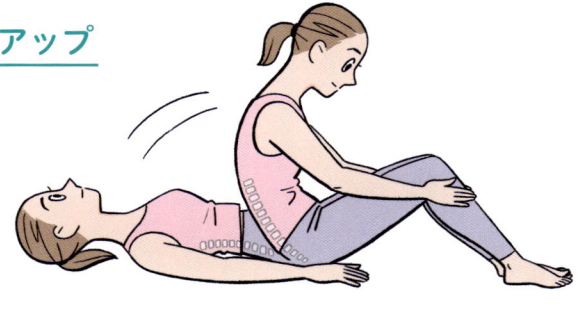

仰向けに寝て、両膝を立てます。息をゆっくりと吐き出しながら、背骨を一つずつ床から離すようにして、上半身を起こしていきます。次に息を吐きながら、腰を床につけていきます。この時、尾骨から順番に床につけていく意識を持ちます。まるで、背骨が蛇のように滑らかに動くイメージで行いましょう。この動きを10回繰り返しましょう。

④ キャット＆カウ

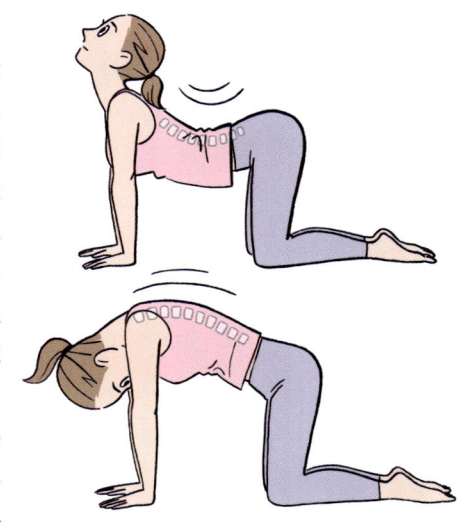

四つん這いになり、息を吸いながら背中を天井に向かって反らせ（猫が伸びをして背中を伸ばすイメージ）、吐きながら背中を丸めます（猫が眠る時に丸まっている時のようなイメージ）。背骨の動きを一つずつ丁寧に感じながら行いましょう。この動きを10回繰り返します。

動かしていると動きにくいところがあると思います。その時はそこで動きを止め、動きにくい背骨に呼吸を入れるように深呼吸を数回繰り返して体を緩めましょう。

メインエクササイズ

最後に立った状態で重心を整えながら背骨を動かす運動を行います。骨盤の上に肋骨が乗り、頭が上に伸びた状態で胸のあたりの背骨を動かします。

猫背リセットウォールスクワット

① ポジション

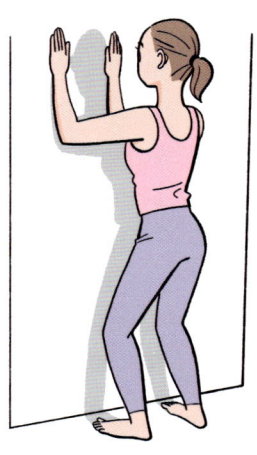

壁に正面を向けて立ち、両足を腰幅に開きます。肘を90度に曲げ、前腕を壁につけます。肩と肘の高さは同じになるようにしますが肩に力が入る場合は少し肘を下げます。軽く膝を曲げ体重を後ろの足にかけて、肋骨（胸の周りの骨）が骨盤の真上に位置するように意識します。体が斜めにならないように、鏡などで確認しましょう。
腰が反りすぎないように注意し、お腹を軽く引き締めるように意識しましょう。

② 息を吐きながら 肘で壁を押す

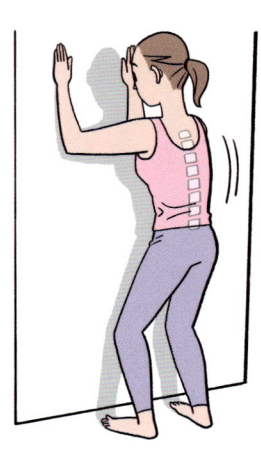

肩が上がったり、頭が前に出ないように注意しながら、5秒かけて息をゆっくりと吐きながら、肘で壁を優しく押していきます。胸椎が丸くなり、肋骨が優しく締まっていくような感覚が得られるはずです。

③ 息を吸いながら上体を起こす

次に、胸椎を頭の方へ天井に向かって伸ばすイメージで、5秒かけて息を吸いながら、ゆっくりと胸椎を起こしていきます。胸椎が伸びて息を吸い込む際に、肋骨が横に広がり、胸郭が膨らむような感覚です。動作中、胸椎の動きに集中し、起こした際に頭が天井方向へ持ち上げられるような重力を感じてください。

①〜③の動作を1セットとし、このセットを5回繰り返します。ただし、途中で姿勢が崩れてしまったり、集中力が途切れてしまったら、回数を減らしてください。

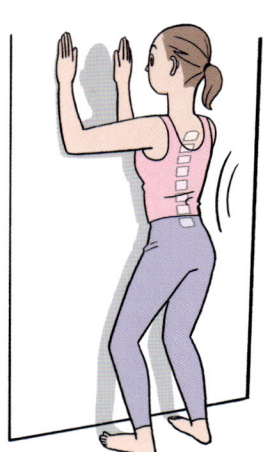

> **After**
>
> 再び深呼吸をしてみましょう。
> 前よりも呼吸が深くラクにできるようになっていませんか。肋骨や胸郭の動きがスムーズになっているのを感じられるはずです。座った状態で、もう一度背骨を丸めたり伸ばしたり、左右に倒したりしてみましょう。エクササイズ前と比べて、動きやすさに変化はありますか。動きがスムーズになり、背骨の柔軟性を感じられるはずです。特に、硬さや違和感を感じていた部分は、ラクになっているのではないでしょうか。

巻き肩の改善

完全プログラム

Before

まずは、あなたの肩をチェック。
肩周りに張りや痛みはありませんか。
さらに、肩を上下に肩甲骨を寄せたり離したり動かして
みましょう。
動きのぎこちなさや重さを感じませんか。

Step:1 2 3 4 肩甲骨の動きを知る

肩甲骨は、鎖骨や腕の骨と繋がっていますが、実は背中の筋肉の
上を滑るように動いている、とても自由度の高い骨です。まずは、
自分の肩甲骨を触って、その動きや位置を確認してみましょう。

1 肩甲骨の目印

鎖骨から外側に向かって一番端に
あるのが「**肩峰（肩甲骨の前の出っ張
り）**」です。鎖骨を指で外側にたどっ
ていくと、鎖骨の端に到達します。そ
こからさらに外側に進むと感じられ
る突起部分が肩峰です。
肩甲骨の三角形の一番下の角が「**肩
甲骨の下角**」です。骨の突起が見
えたり触ったりすることができます。

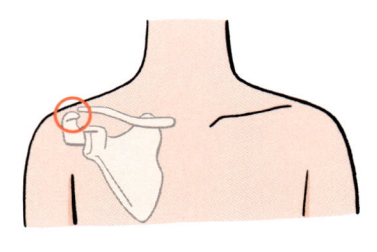

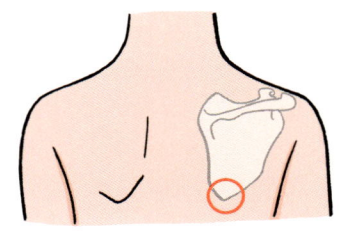

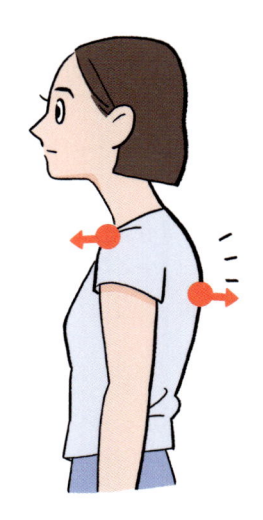

② 巻き肩の弊害

「巻き肩」の状態では、肩甲骨は本来の位置からずれてしまっています。「肩甲骨の前の出っ張り」が前に倒れ、「肩甲骨の下の角」が後ろに出る。その結果、肩甲骨全体が前に傾き、肩が内側に入り込んだ状態になってしまいます。

③ 肩甲骨の動き

肩甲骨は、腕の動きと連動して、上下、左右、回転など、複雑な動きをしています。

腕を上げる時に肩甲骨は横に回転し、「肩甲骨の前の出っ張り」は後ろに、「肩甲骨の下の角」は前に倒れます。腕を下げる時に、肩甲骨は腕を上げた時と反対の動きをします。

これらの動きを意識しながら、実際に腕を上下に動かして、肩甲骨の動きを感じてみましょう。

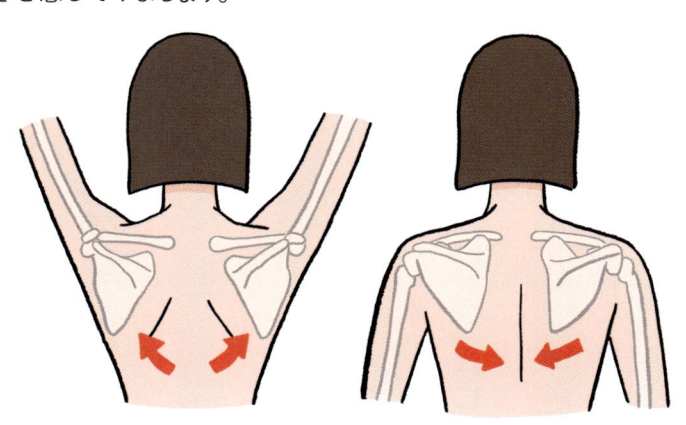

肩甲骨周りをリリース

肩甲骨周り、特に肩甲骨の前側にある小胸筋や肩から首の肩甲骨の上側にある僧帽筋が固まると、その位置関係から肩甲骨は前に出やすくなります。また筋肉の緊張は、肩甲骨の位置感覚を鈍らせます。そこでこれらの筋肉をリリースして動きをスムーズに不調を改善していきます。

小胸筋リリース

1 小胸筋を見つけ出す

小胸筋は、大胸筋（胸全体を覆う大きな筋肉）の奥深くに位置する筋肉です。肩甲骨の前の出っ張りの斜め下のくぼんでいるところから、胸の真ん中にかけて斜めにある硬く触れる筋肉があります。これが小胸筋です。小胸筋が見つけにくい場合は、指で押さえながら腕を軽く前後に動かしてください。後ろに伸ばした時に硬くなる筋肉が小胸筋です。

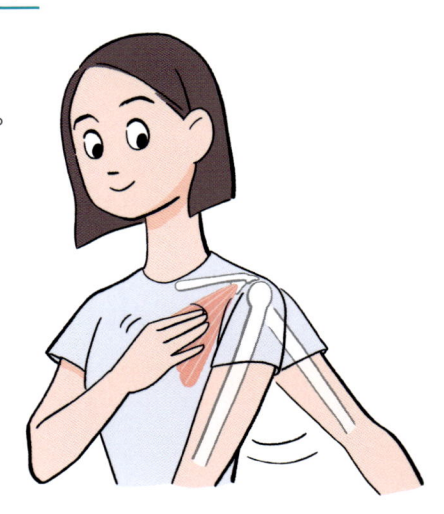

2 温かい手で包み込む

小胸筋を見つけたら、まずは温かい手で包み込むように触れてみましょう。緊張で硬くなった筋肉を、手のひらで優しく温めることで、リラックス効果が高まります。

優しく圧をかける

呼吸に合わせて、ゆっくりと圧をかけていきましょう。
息を吐きながら、指の腹を小胸筋に押し当て、10秒間キープします。
この時、痛みを感じない程度で行うことが大切です。

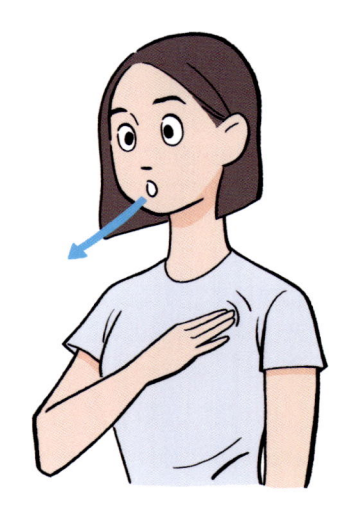

 少しずつ位置をずらしながら

小胸筋全体を、少しずつ位置をずらしながら、丁寧にリリースしていきます。具体的には、肩の斜め下のくぼんでいるところから胸の真ん中にかけて斜めに走っている小胸筋を、横に5つのエリアに分けて、各エリアを丁寧にリリースしていきます。
特に硬くなっている部分や、痛みを感じる部分には、30秒から60秒と少し長めに圧をかけてみましょう。

5エリア×10秒キープ（特に硬いところは30秒から60秒）しましょう。

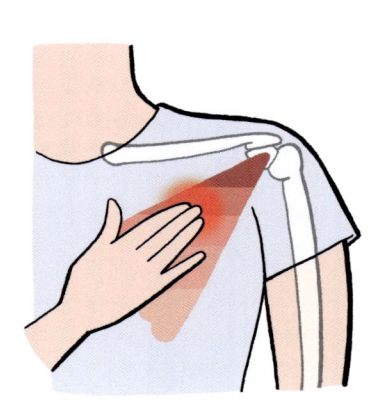

僧帽筋上部リリース

① 僧帽筋上部を見つけ出す

僧帽筋は、首の付け根から肩、背中にかけて広がる、大きな筋肉です。
その中でも、特に緊張しやすいのが「僧帽筋上部」。
首を横に倒した時に、耳の後ろから肩先にかけて浮き出る筋肉が、僧帽筋上部です。

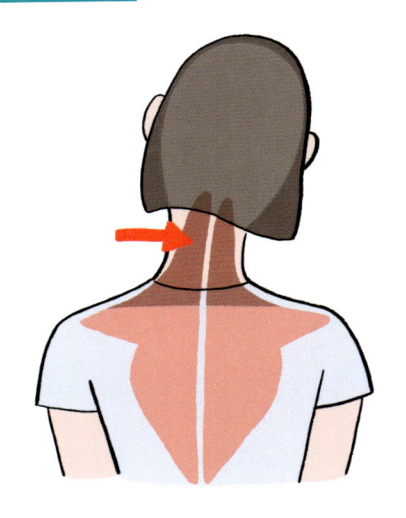

② 温かい手で包み込む

僧帽筋上部を見つけたら、まずは温かい手で包み込むように触れてみましょう。
緊張で硬くなった筋肉を、手のひらで優しく温めることで、血行が促進され、リラックス効果も高まります。

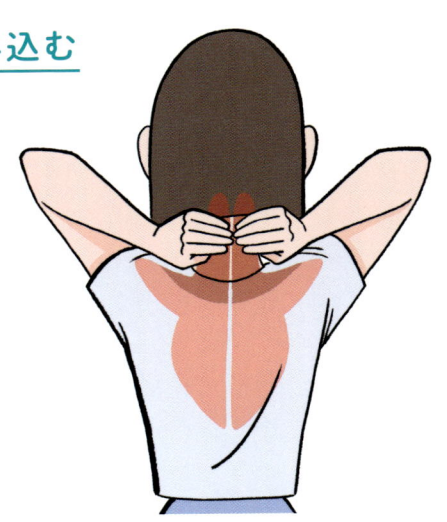

③ 優しく圧をかける

呼吸に合わせて、ゆっくりと圧をかけていきましょう。
息を吐きながら、指の腹を僧帽筋上部に押し当て、10秒間キープします。
首や肩に力を入れず、リラックスして行いましょう。

④ 少しずつ位置をずらしながら

僧帽筋上部全体を、少しずつ位置をずらしながら、丁寧にリリースしていきます。
左右それぞれ3つのエリアに分け、各エリアを少しずつ位置をずらしながら丁寧にリリースしていきます。特に硬くなっている部分や、痛みを感じる部分には、少し長めに圧をかけてみましょう。

3エリア×10秒キープ（特に硬いところは30秒から60秒）しましょう。

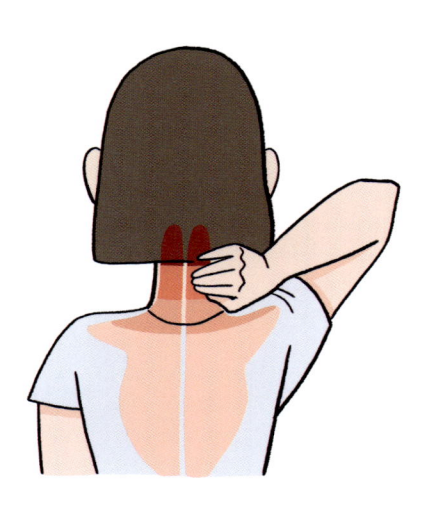

肩甲骨周りの
インナーマッスル活性化

肩甲骨の動きが分かり、リリースで動かしやすくなったら肩甲骨を安定させる筋肉を活性化します。肩甲骨を安定させる筋肉は前鋸筋や僧帽筋下部です。これらの筋肉はその位置関係から肩甲骨を後ろの背中側に安定させる役割があります。ポイントは肩甲骨の目印を意識して肋骨に沿って安定させることです。

 ## 1 前鋸筋を働かせる

四つん這いになり、両手を肩幅に開きます。息を吐きながら、手で床をぐっと強く押してみましょう。肩甲骨が背骨から離れ、肋骨に沿って滑らかに動くのを感じます。
肩甲骨の下の角から横にかけて広がる前鋸筋をイメージし鳥が羽根を閉じるように肩甲骨が肋骨に張り付くイメージを持ちながら行います。
5秒キープしたら、息を吸いながらゆっくりと元の姿勢に戻ります。
この動きを10回繰り返しましょう。

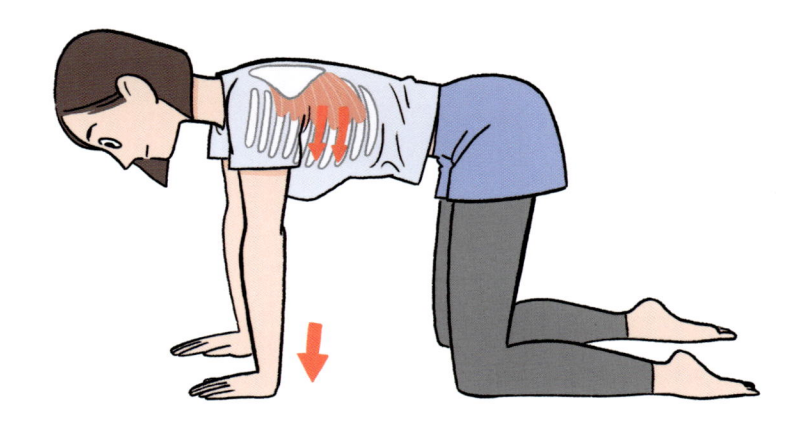

② 僧帽筋下部を活性化

同じく四つん這いの姿勢から、息を吐きながら、片方の腕を斜め45度前に伸ばし、体をやや回しながら腕を持ち上げます。この時、肩甲骨が背中にしっかり張り付くことを意識します。肩甲骨の下の角が体の外側に向かって、斜め下に引くようにイメージしてください。

肩甲骨を鳥の羽根のように広げるとより動きが分かりやすくなります。腕を持ち上げることを5秒キープしたら、息を吸いながらゆっくりと元の姿勢に戻ります。

反対側も同様に行いましょう。左右それぞれ10回繰り返します。

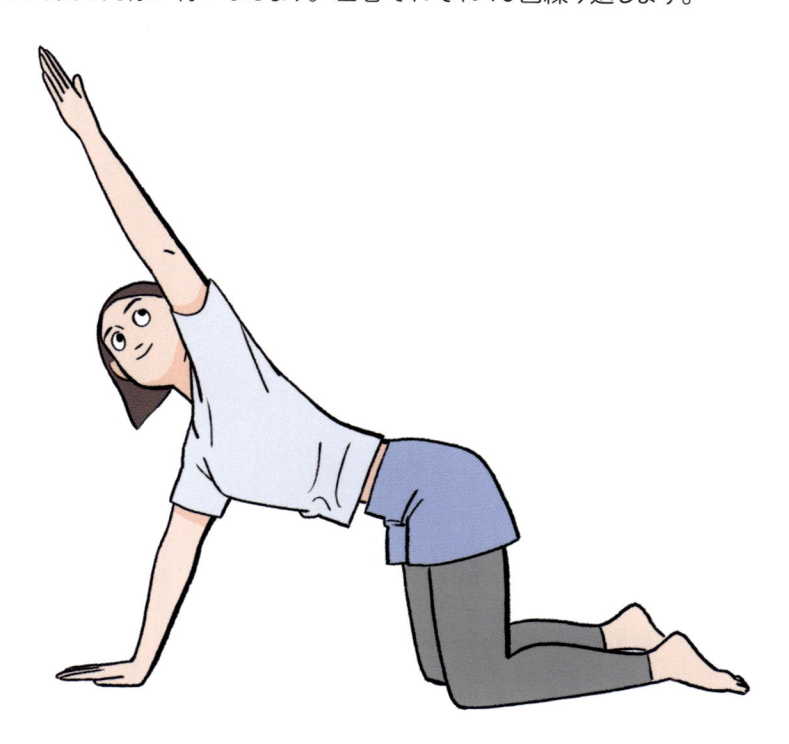

メインエクササイズ

最後に、立った姿勢で背中の軸を整えた状態で肩甲骨を動かしていきます。体の中心がある状態で肩甲骨が動く感覚を味わってみましょう。ウォールスクワットとウォールスライドの2つのアプローチから肩甲骨をリセットしていきます。

肩甲骨リセット① ウォールスクワット

① 壁の前に立つ

壁に背中を向け、壁から少し離れて立ちます。

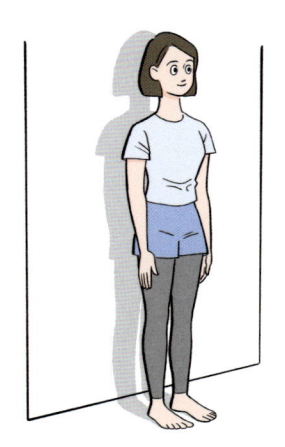

② 正しい姿勢を作る

壁に背中全体をつけます。両肘は肩の高さで90度ほど曲げ、頭が前に出ないように手首が壁につくようにします。腰が反らないよう、お腹を軽く引き締めましょう。

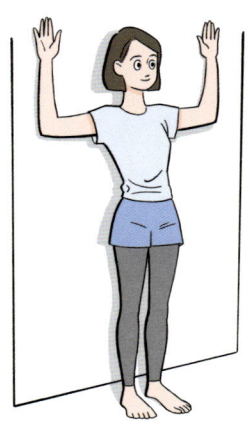

③ ゆっくりとスクワット

手の位置が壁から離れないように、そして背中の軸が整った状態を保つように意識しながら、5秒かけて最大限腰を下ろしていきます。この時、肩甲骨が自然と動くことを感じてみましょう。背中が曲がったり腰が反ったりしないように注意してください。

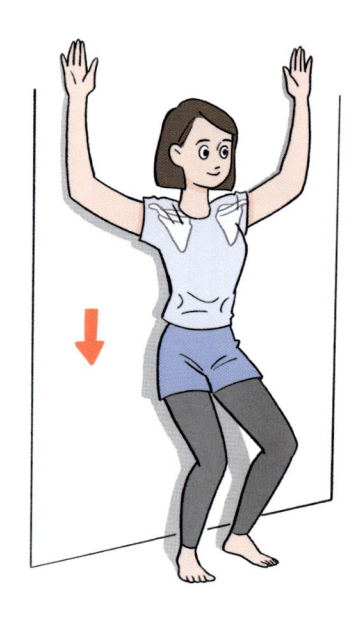

④ 元の位置に戻る

同じ軌道を通って、5秒かけてゆっくりと元の位置まで戻ります。

①〜④の動作を1セットとし、このセットを5回繰り返します。ただし、途中で姿勢が崩れてしまったり、集中力が途切れてしまったら、回数を減らしてください。

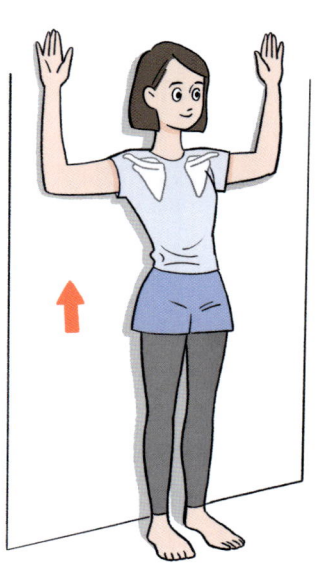

肩甲骨リセット② ウォールスライド

① 壁の前に立つ

壁に背中を向け、膝を曲げて壁から少し離れて立ちます。

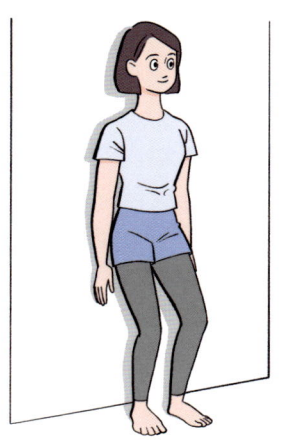

② 正しい姿勢を作る

壁に背中全体をつけます。両肘は肩の高さで90度ほど曲げ、頭が前に出ないように手首が壁につくようにします。腰が反らないよう、お腹を軽く引き締めましょう。

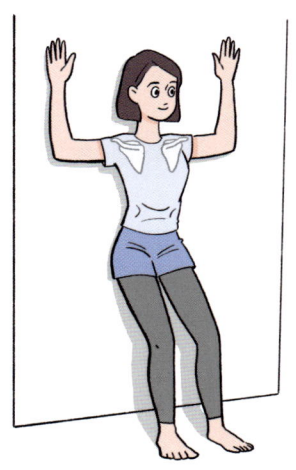

③ スライド

手の位置がずれないように注意しながら、背中が壁から離れないで腰が反らないように背中の軸を意識して、5秒かけてゆっくりと手を壁に沿って最大限、上にスライドします。この時、肩甲骨が、回転する動きを意識しましょう。

④ 元の位置に戻す

同じ軌道を通って、5秒かけてゆっくりと元の位置まで戻ります。

①〜④の動作を1セットとし、このセットを5回繰り返します。ただし、途中で姿勢が崩れてしまったり、集中力が途切れてしまったら、回数を減らしてください。

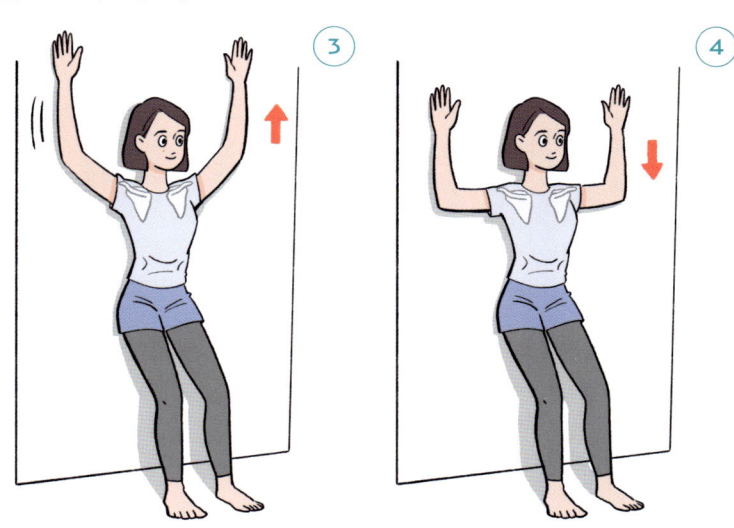

After

肩周りの張りや痛みは和らぎましたか。肩が軽くなった、ラクになったと感じる方もいるかもしれません。
もう一度、肩を上下に動かしたり、肩甲骨を寄せたり離したりしてみましょう。エクササイズ前と比べて、動きやすさやスムーズさに変化はありますか。
肩甲骨がスムーズに動くようになり、
肩周りの筋肉がほぐれた感覚が得られるはずです。

反り腰の改善
完全プログラム

(Before)
あなたの腰をチェック。腰や太ももに張りを感じますか。
座った状態で骨盤を前や後ろに倒した時に
動きに重さや動きの悪さはありませんか。
立った時にどのくらい体が重く感じますか。

Step:1 2 3 4 骨盤の傾きを知る

反り腰の方は、腰のカーブが強くなり、骨盤が前に傾いている状態です。

エクササイズを行う前に、まずはご自身の骨盤の傾きを知り、骨盤を正しく動かす感覚を理解することが大切です。この感覚を掴んでおくことで、エクササイズ効果をより高めることができます。

1 骨盤の目印を見つける

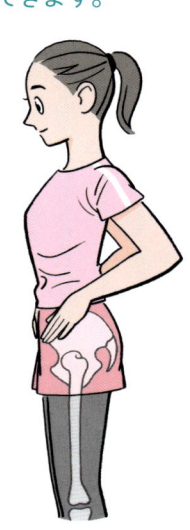

骨盤の位置をチェックするために、次の2つの骨の出っ張りを触ってみましょう。

腰骨の前の出っ張り
両手を腰に当てて、指先を前の方に動かすと、両側に尖った骨の出っ張りが触れます。これが「腰骨の前の出っ張り」（上前腸骨棘）です。

恥骨

おへその下に手首のしわを合わせ、指先を下に向けます。人指し指を内側に向かって優しく触っていくと、指先に丸みをおびた骨に当たります。ここが「恥骨」です。

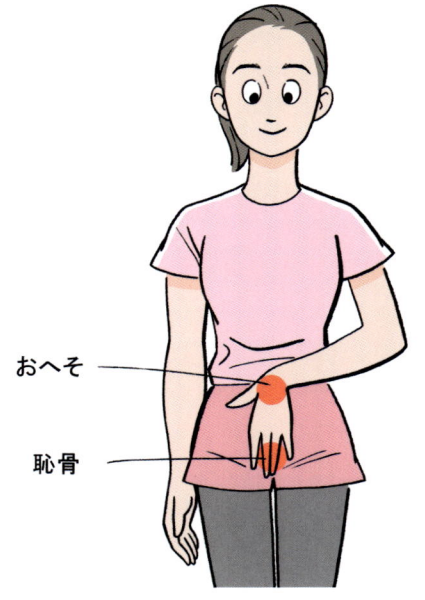

おへそ

恥骨

② 正しい　骨盤の傾き

骨盤が垂直かどうかチェック

先ほど触って確認した「腰骨の前の出っ張り」と「恥骨」を指でなぞり結んだ線が、床に対して垂直になっているか触って確認してみましょう。どちらかの骨がもう一方よりも前に出ていたり、後ろに引けていたりする感覚があれば、骨盤が傾いている可能性があります。

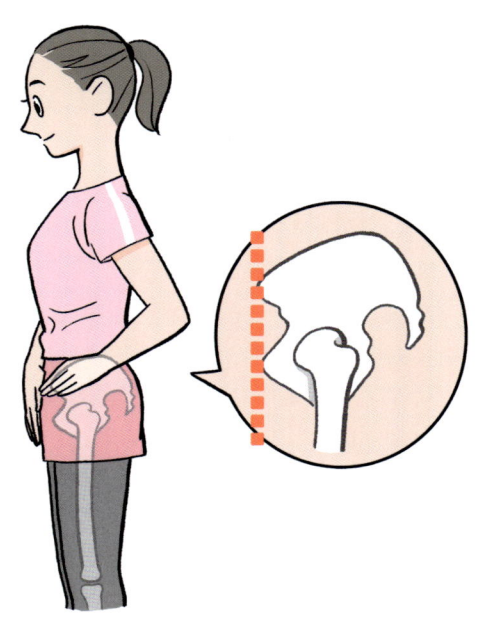

骨盤の動きを感じる

いつもの姿勢から、軽くお腹を膨らませるように腰を反らせてみましょう。

この時、腰骨の前の出っ張りが恥骨よりも前に出るように骨盤が傾き「前傾」の感覚がつかめるはずです。

反対に、お腹をへこませるように意識しながら腰を丸めてみましょう。

この時、骨盤の上部が後ろに倒れ、恥骨が前に突き出るように骨盤が傾き「後傾」の感覚がつかめるはずです。

この時、骨盤は、上半身と下半身をつなぐ重要なパーツ。その傾き方によって、体全体のバランスは大きく変わってきます。まずは、自分の骨盤がどんな状態かチェックしてみましょう。

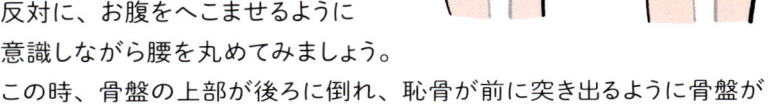

③ 重心の位置をチェック

骨盤の傾きは、重心の位置にも影響を与えます。

胸骨と恥骨のラインをチェック

リラックスした状態で立ち、横から自分の体を見てみましょう。胸の中心にある骨（胸骨）と、骨盤の前側にある骨（恥骨）を結ぶ線を意識します。この線が床と垂直になっていれば、上半身の重心が骨盤の上に乗っている状態です。

もし、この線が垂直になっていない場合は、上半身の重心が前に偏っていたり、後ろに偏っていたりする可能性があります。

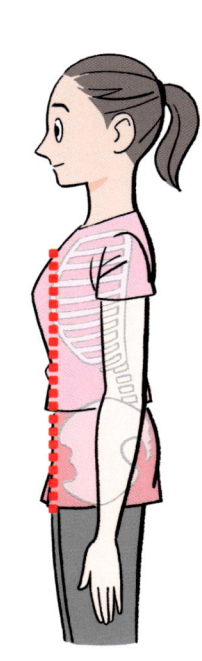

足裏の感覚をチェック

次に、足のどの位置に体重がかかっているかを意識してみましょう。体重が足裏全体に均等にかかっていれば、下半身の重心が足の上にしっかりと乗っている状態です。

もし、つま先重心だったりする場合は、下半身の重心が偏っている可能性があります。

骨盤は、体の土台となる重要な部位です。上半身と下半身を繋ぐ役割を担っており、その傾きが変わることで、体全体のバランスに影響を及ぼします。まずは、骨盤の傾きや重心の位置をチェックし、ご自身の体への意識を高めてみましょう。

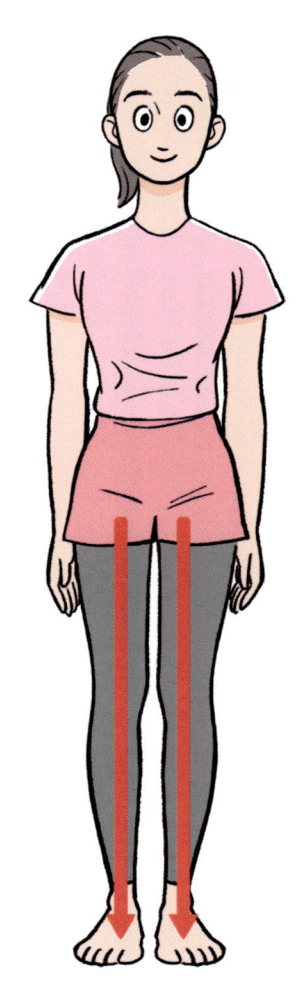

腰と股関節をリリース

反り腰の方は、腰のカーブが強くなっているため、骨盤が前に傾きやすい状態です。この状態は、骨盤の動きが制限されており、スムーズに動かすことができません。

そこで重要になるのが、骨盤の前後にある筋肉を緩めることです。特に、腰や太ももの筋肉が硬くなりがちなので、意識してリリースしていきましょう。ここでは呼吸を使い、腰の筋肉、太ももの筋肉をゆるめてリラックスさせていきます。

腰を緩めるチャイルドポーズ

1 床に座る

両膝を腰幅に開き、正座で床に座ります。お尻がかかとにつかない場合は、無理せず枕やタオルなどを挟んで調整しましょう。

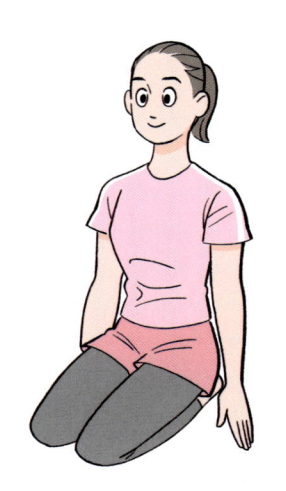

2 上半身を前に倒す

息をゆっくり吐きながら上半身を前に倒し、おでこを床につけます。おでこの下に枕やタオルを置いても構いません。背中が丸くなり、腰がじんわりと伸びていくのを感じてみましょう。お尻がかかとに近づき、骨盤が後ろに傾く「後傾」の状態になります。

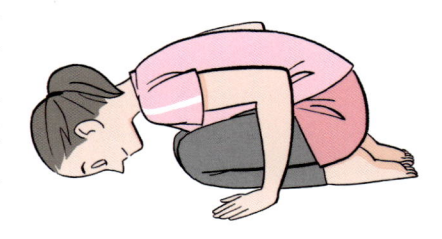

③ 腕の意識

両腕は体の横に伸ばし、手のひらを天井に向けます。肩の力は抜いて、リラックスしましょう。

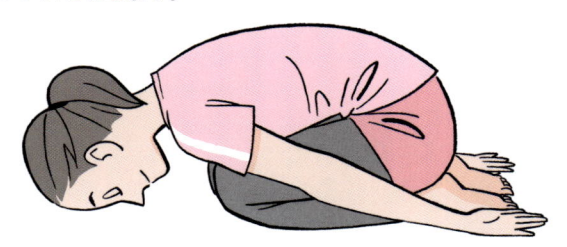

④ 呼吸

この姿勢を保ちながら、呼吸を5回繰り返します。なるべくゆっくり呼吸してください。呼吸は鼻呼吸を使用してください。呼吸と共に、腰の緊張が解けていくイメージを描きましょう。吸う息で肋骨が広がり、吐く息でさらに腰がリラックスしていきます。

⑤ 体を起こす

息を吸いながらゆっくりと上半身を起こします。最後に頭を上げます。

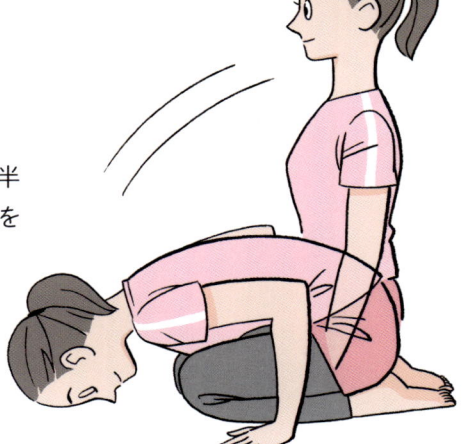

前ももを緩めるニーリング

① 準備

片足を前に出して膝を立て、もう片方の脚は後ろに引いて膝を床につけます。後ろの膝の下にクッションやタオルを敷いて、痛みや負担を軽減しましょう。両手は腰に当て、背筋をまっすぐ伸ばします。

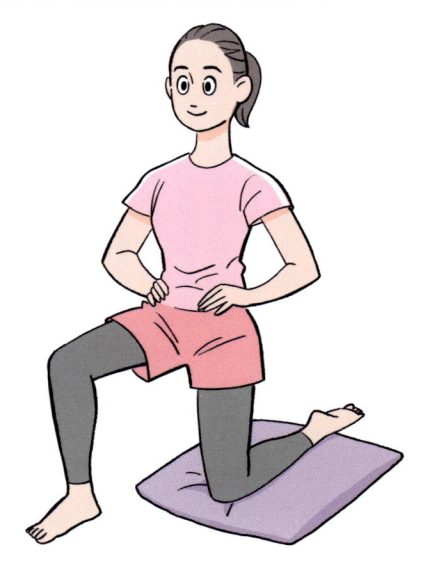

② 骨盤を意識してストレッチ

骨盤が前に倒れやすいので注意が必要です。骨盤の前の出っ張り（上前腸骨棘）と恥骨を垂直に保つイメージを意識しましょう。そのまま後ろ脚の膝を床のクッションやタオルに向かってゆっくりと押していきます。この時、腰の骨を天井に向かって引き上げるように意識し、骨盤が前に倒れないようにキープすることが重要です。ゆっくりと30秒間キープし、前ももがジワ〜っと温かくなってくるような感覚を目指しましょう。

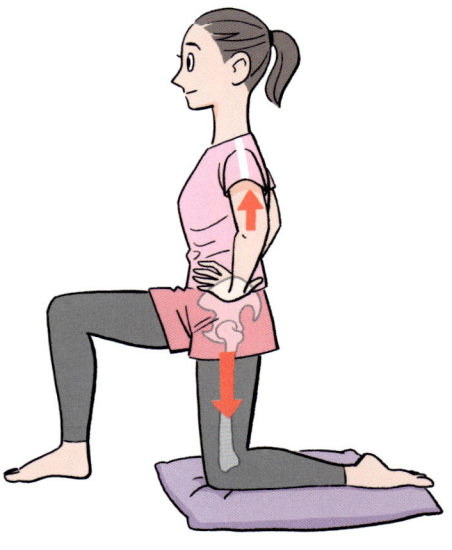

③ もも裏の 筋肉を刺激

30秒経ったら、さらなるリリースを加えていきます。前の足のかかとをお尻に近づけるようなイメージでギュッと5秒間力を入れてみましょう。この時、足は動かさずに、ももの裏側に力が入るのを感じてください。まるで壁を押しているようなイメージです。

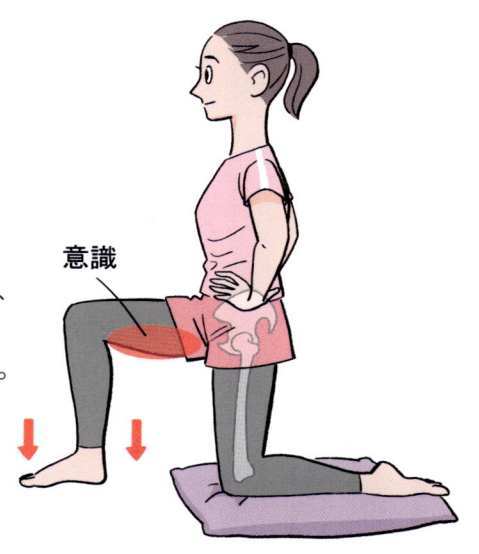

意識

④ 前ももリリース

続いて、後ろの足のつま先をクッションに押し付けるように前ももに力を入れて10秒間キープします。
こちらも、足は動かさずに筋肉に力を入れることがポイントです。それぞれ10秒間力を入れたら、ゆっくりと力を抜きます。力を入れた後、前ももがさらにリラックスしていくのを感じてみましょう。この「10秒キープ→力を入れては抜く」の流れを3回繰り返します。

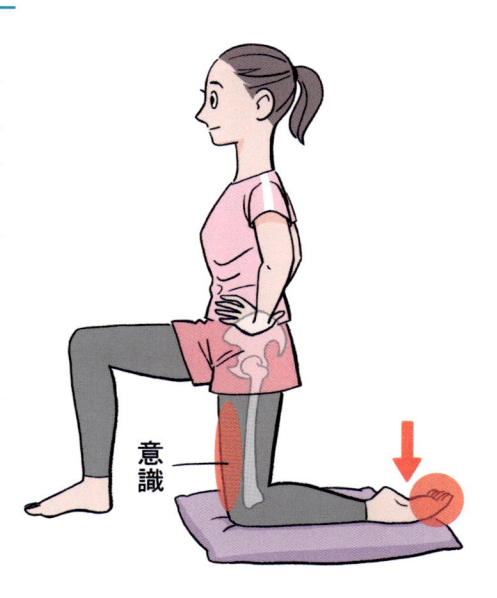

意識

骨盤周りのインナーマッスル活性化

骨盤の位置や動かし方が分かり、腰や前ももがほぐれた感覚が得られたら、次は骨盤周りの筋肉を活性化します。ここからは、小さな動きを丁寧に繰り返し行うことで、骨盤を本来あるべき位置や重心に導いていきます。特に、お腹の深層筋である「腹横筋」とお尻の筋肉である「大でん筋」に意識を向け、効果的に活性化させていきましょう。

1 腹横筋　壁押し腹式呼吸

壁の近くで仰向けになります。肘を曲げ両手を壁につけましょう。
両手で壁を軽く押しながら、肋骨をお腹の方に引き下げるように意識します。肋骨を意識して動かすことが重要です。肋骨を意識したまま、息をゆっくりと、できるだけ長く吐き出していきます。お腹を使って肋骨を骨盤に向かって引き下げながら行いましょう。息を吐ききったら息を吸いこみます。息を吸っても、肋骨が上がらないように意識しましょう。息を吸うと背中や腰のあたりに空気が入っていく感覚を意識してみてください。

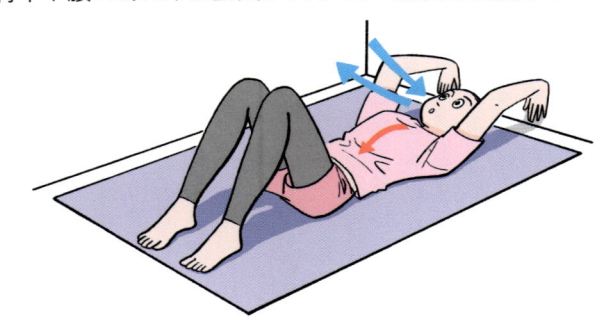

次にお腹を使って肋骨を引き下げたまま、腕を壁の上に向かって押し付けます。余裕があれば太ももと膝を90度に曲げて空中に浮かせてみましょう。この状態を維持したまま、深い呼吸を10回繰り返します。さら

に負荷を高めたい場合、左右のかかとを交互に床に10回タップしてみましょう。

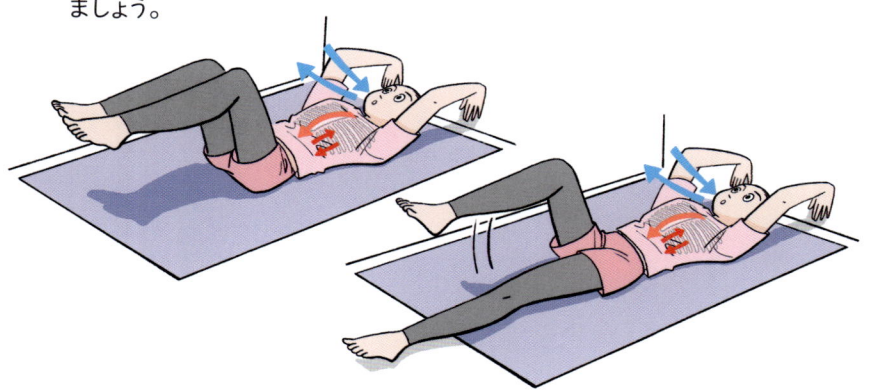

② 大でん筋　ブリッジエクササイズ

床に仰向けになり、膝を立てます。この時、足の裏全体が床につくように意識し、かかとは腰幅に開きましょう。腕は体の横に伸ばし、手のひらを床に向けます。

息を吐きながら、足の裏、特にかかとで床をグッと押すイメージで、ゆっくりとお尻を持ち上げます。尾骨から骨盤、腰椎と順に持ち上げるように意識します。腰に力が入らない程度の高さまで、キープしましょう。上げた状態を5秒キープします。

この時、お腹に軽く力を入れ、お尻が下がらないように意識しましょう。息を吸いながら、ゆっくりとお尻を床に戻します。腰から順番にゆっくりと下ろしていきましょう。この動きを10回繰り返します。

※片足を持ち上げてやる片足ブリッジや、さらに持ち上げた足を手で押すバリエーションを行うことで、お腹も同時活性化できます。

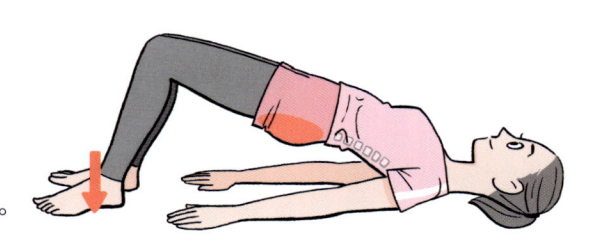

メインエクササイズ

メインエクササイズでは、立った状態で片足で体を支える際に、腹横筋と大でん筋を意識していきます。足を伸ばす動作と同時に腰が反らないように、重心を上へと引き上げていきましょう。

反り腰リセット　ステップアップヒップリフト

① スタートポジション

膝の高さの台（椅子、ソファなど）を用意し、片脚を乗せます。もう片方の脚で体を支え、頭から脚まで一直線になるよう姿勢を正します。腰が反らないように、お腹をぐっと引き込み、肋骨を下ろすイメージを持ちます。

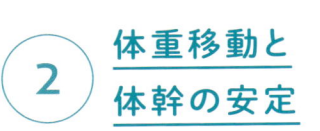

① ②

体重を
かける

② 体重移動と体幹の安定

体重を支えている脚の後ろ2/3あたりにかけ、さらに外側にかけるイメージを持ちます。
この時、足裏全体でしっかりと床を捉え、体幹を安定させます。

③ かかとを持ち上げ、骨盤を傾ける

体重を脚の内側へ少しずつ移動させながら、台に乗せている脚のかかとをゆっくりと上げます。前側の脚には体重をかけないようにします。

かかとを上げることで、その側の骨盤がわずかに上に上がり、お尻が締まる感覚を味わえます。この時、腰が反らないように注意し、お腹を引き続けることを忘れないでください。

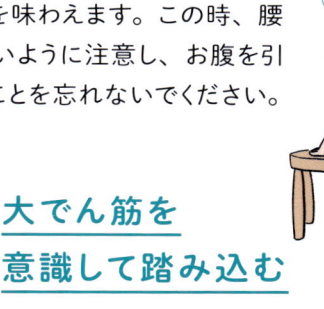

4 大でん筋を意識して踏み込む

足裏全体で床をしっかりと踏み込み、大でん筋を意識して収縮させます。

太ももではなく、お尻に力が入っていることを確認しましょう。踏み込んだ時の反発力で、自然と体が少し浮き上がるような感覚を味わえます。これは③の動作と同時に行います。つまり、体重を内側へ移動させながら、かかとを上げ、同時に大でん筋を意識して足裏全体で床を踏み込むイメージです。

①〜④の動作を1セットとし、このセットを左右それぞれ5回繰り返します。ただし、途中で姿勢が崩れてしまったり、集中力が途切れてしまったら、回数を減らしてください。

> **After**
> 再び腰周りの感覚を味わってみましょう。腰や太ももの張りが軽くなり、動きやすくなっていませんか。前屈や後屈など、骨盤を動かす動作がスムーズになり、可動域が広がった感覚があるかもしれません。エクササイズ前は重く感じていた体が、軽やかに、そして活動的になったように感じられるでしょう。骨盤周りの筋肉が活性化すると、姿勢が整いやすくなるため、立っている時の負担が軽減されているのではないでしょうか。

意識

スウェイバックの改善

完全プログラム

> **Before**
>
> あなたの体の感覚をチェック。
> 体が重く重力に負けた感じがありませんか。
> 腰や太ももに張りがありませんか。

Step:1 2 3 4　骨盤と体幹のバランスを知る

スウェイバックの人は、猫背となり、そのバランスをとるために骨盤の位置が前に出てしまっています。または、股関節へ重心をかけていないことで、骨盤が前に出たりします。まずは重心の位置をどのようにとるか確認していきましょう。

① 骨盤の目印を見つける

横から見た時の骨盤と股関節の目印：
大転子を確認する方法
立った状態で手のひらを体側に向け、腰骨の一番高い部分（腸骨稜）に手を当てます。
手をそのまま下に滑らせていくと、骨が飛び出ている部分に当たります。これが大転子です。

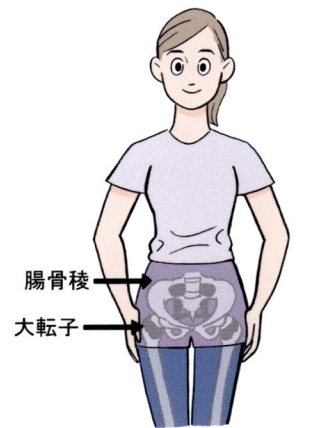

腸骨稜
大転子

前から見た時の股関節の位置：大転子を使って確認する方法
正面を向いて立ち、リラックスした状態になります。片方の腕を体の横に伸ばし、手のひらを下向きに。手のひらで、大転子を包み込む

ように軽く握りましょう。
そのまま親指を斜め上に45度に立てて、親指の先端が当たったところが、股関節の位置です。この目印を使い自分の骨盤と股関節の位置を正確に把握することができます。

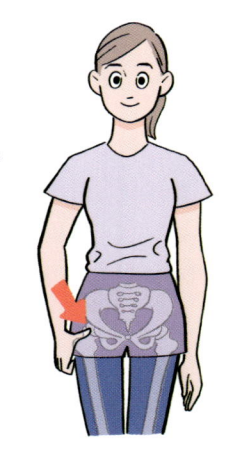

② 重心のチェック

横から見た時、大転子が肩より前に出ていないか確認（A）
正面を向いて立ち、リラックスしましょう。
肩と大転子の位置を確認していきます。肩よりも大転子が前に出ている場合は、骨盤が前に出ている可能性があります。

脚の真ん中より股関節が前に出ていないか（B）
正面を向いて立ち、リラックスした状態にしましょう。
脚の中心線と大転子の位置を比較します。
大転子の位置が脚の中心線よりも前に出ている場合、または体重が脚の前にかかっている場合は、股関節に十分な重心が乗っていない可能性があります。
これらのチェックを通して、自分の重心のバランスを把握することができます。

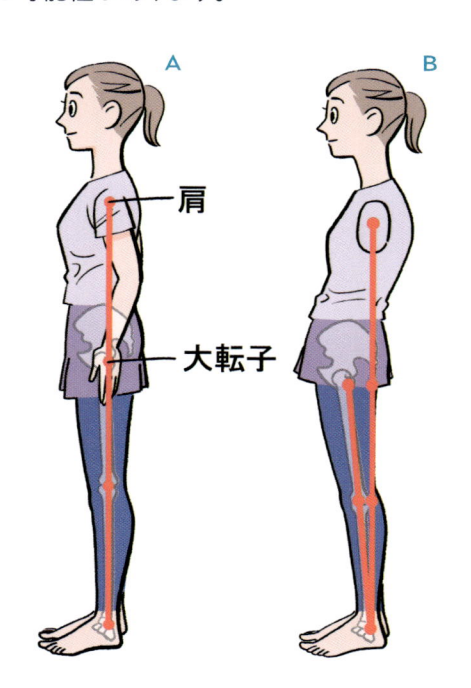

肩

大転子

お腹とお尻をリリース

スウェイバックの人はお腹や肋骨周りの動きが硬くなり、本来あるべききれいなS字カーブが失われます。その結果、骨盤が前に出て姿勢が悪くなりがちです。さらに、お尻の奥が緊張することで股関節が前に引っ張られ重心が前に偏るのもスウェイバックの特徴。すると、股関節に重心がかかりづらくなってしまいます。お腹やお尻をリリースして緩めていきましょう。

お腹のリリース

1 床に座る

左手を体の前の床につきましょう。右の膝を曲げて手を腰に当て、背筋を伸ばします。この時、腰を反るのでなくお腹を少しへこませ腰骨は頭に向かって伸びるように意識すると、背筋が伸びやすくなります。

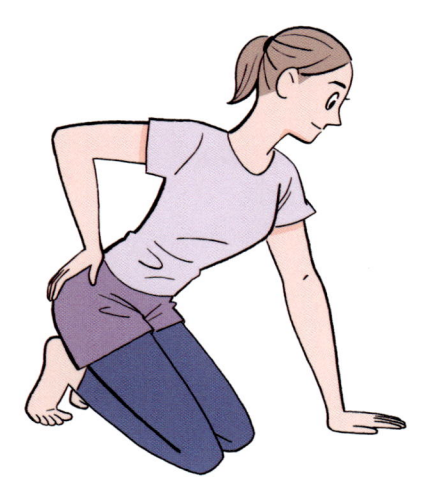

2 体をゆっくりとねじる

腰が後ろに倒れないように注意しながら、上半身をゆっくりと右にねじっていきます。同時に、右の肘を後ろに引くように意識すると、ねじりが深まります。背骨を軸に、体を左右に開いていくようなイメージです。無理のない範囲で、気持ちよくねじりましょう。

③ ねじる方向に息を吸い込む

体を右にねじったら、今度は右側の肋骨を意識しながら、深く息を吸い込みます。肋骨の間が広がり、新鮮な空気が体中に流れ込むイメージで5回呼吸をしてみましょう。反対に息を吐く時は、ねじった体の力を緩めながら、ゆっくりと行います。

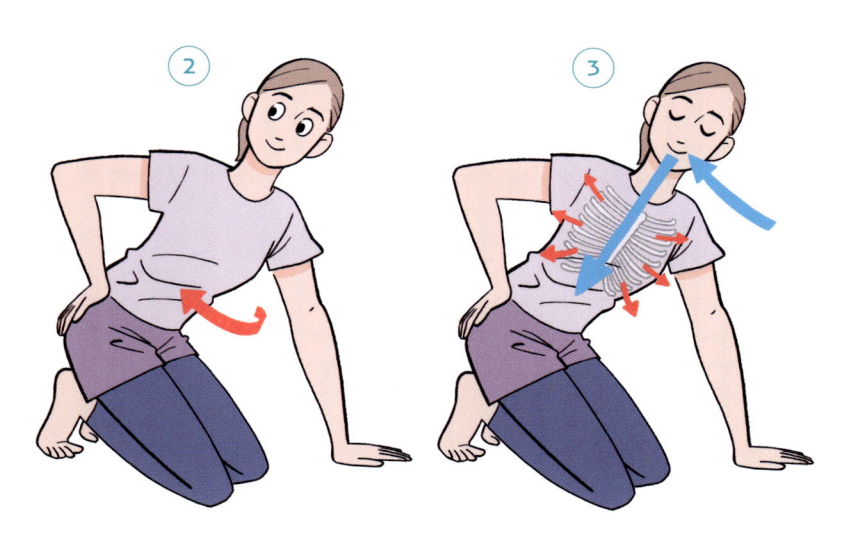

④ 反対側も同様に行う

ゆっくりとねじりを解き、反対側も同様に行います。左右交互に10回繰り返すことで、お腹周りの筋肉がじんわりとほぐれていくのを感じられるでしょう。

お尻のリリース

（1）床に座る

まずは、お尻のストレッチに最適な"90/90ポジション"をとります。片方の脚を前に曲げて床に座り、膝が90度になるようにします。（左脚を前にした場合は、左膝が90度になるように）反対側の脚も後ろに曲げ、両膝が大体90度になるように調整します。両手を体の前につき、背中が丸まらないように軽く背筋を伸ばしましょう。

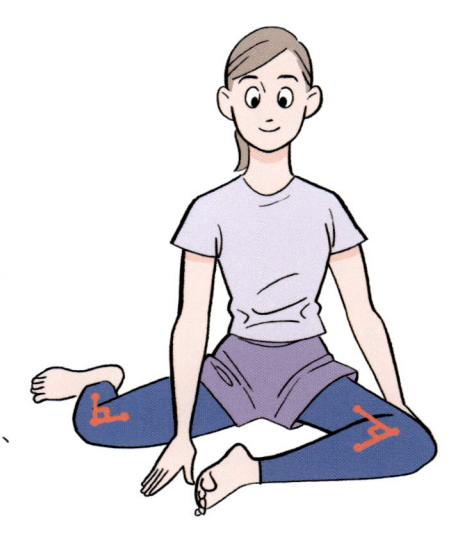

（2）股関節の奥に呼吸を届ける

手を地面につけたまま、前の脚の股関節（左脚なら股関節の付け根）を意識して、お尻の奥に深く届くように息を吸い込みます。息を吐きながら、股関節をさらに深く曲げ、お尻の奥がジワ〜っと伸びるのを感じてみましょう。この呼吸を5回繰り返すことで、股関節周りの筋肉が徐々にリラックスしていきます。

③　お尻の奥の筋肉を刺激

前の脚（左脚）の膝下の外側を床につけ、膝で床をグッと押します。この時、お尻の奥の筋肉が使われていることを意識しながら、10秒間、押し続けましょう。力を入れすぎず、お尻の奥を意識して効かせるのがポイントです。

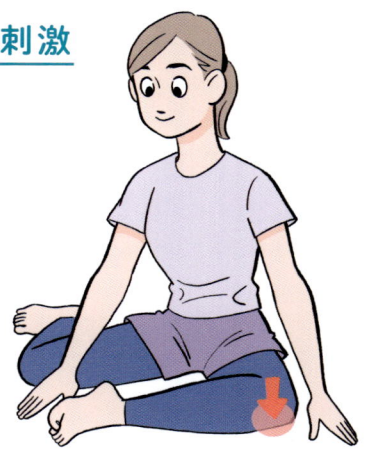

④　お尻の奥をリリース

10秒間力を入れたら、ゆっくりとお尻の奥の筋肉の力を抜きます。力を入れた後、力を抜くことでお尻の奥がさらにリラックスしていくのを感じてみましょう。刺激とリラックスを交互に行うことでリリースが深まります。この「力を入れては抜く」を3回繰り返します。

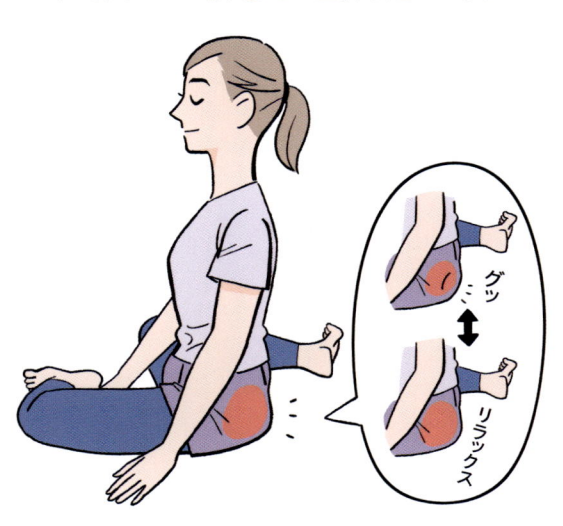

骨盤周りのインナーマッスル活性化

骨盤と体幹のバランスについて分かり、肋骨やお尻がほぐれた感覚が得られたら、次は骨盤周りの筋肉を活性化します。ここからは、小さな動きを丁寧に繰り返し行うことで、骨盤を本来あるべき位置や重心に導いていきます。

スウェイバックの人の場合は特に、股関節の深層筋である「腸腰筋」と背骨の深層筋である「多裂筋」に意識を向け、効果的に活性化させていきましょう。

腸腰筋の活性化

① スタートポジション

膝を軽く曲げて床に座り、両手を体の後ろにつき体を支えます。
この時、背中が丸まらないように、背筋を軽く伸ばしてください。

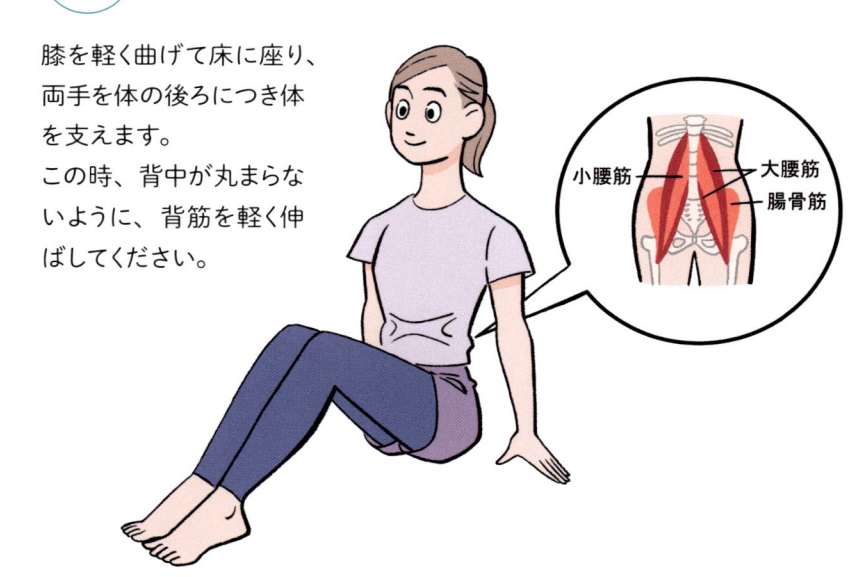

小腰筋　大腰筋　腸骨筋

② 股関節を曲げ伸ばし

息を吐きながら、お腹の奥に力を入れ、片方の足を床から数センチ持ち上げます。

この時、太ももの前側ではなく、お腹の奥底から足を持ち上げるように意識するのがポイントです。

腰が反ったり、背中が丸まったりしないように注意しましょう。

息を吸いながら、5秒かけてゆっくりと足を元の位置に戻します。

反対側の足も同様に左右それぞれ10回繰り返します。

ポイント

足を高く上げる必要はありません。腸腰筋を意識して、ゆっくりと動作を行うことが大切です。

動作中も常に、お腹の奥底に力が入っている感覚を意識しましょう。

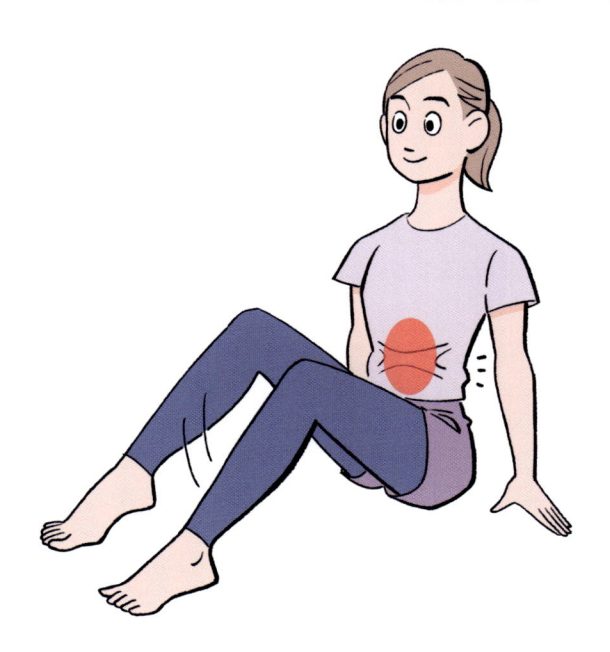

多裂筋の活性化

1 スタートポジション

まずは、両手両膝をついた四つん這いの姿勢になります。
この時、肩の真下に手首、股関節の真下に膝がくるように意識しましょう。
次に、右膝の下にクッションを置きます。
これにより、骨盤は自然と左側に傾いた状態になります。

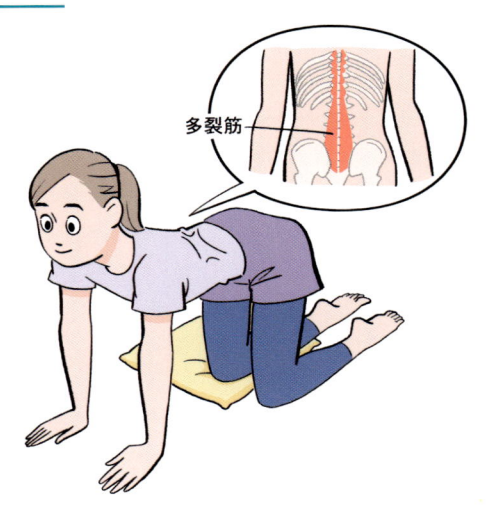

多裂筋

2 基本姿勢

背中が丸まったり、お尻が突き出たりしないよう、お腹をキュッと引き締め、背筋を真っ直ぐに伸ばします。
頭が下がらないようにし、顔は床に向け、視線を真っ直ぐ向けましょう。
この基本姿勢を意識してエクササイズを行います。

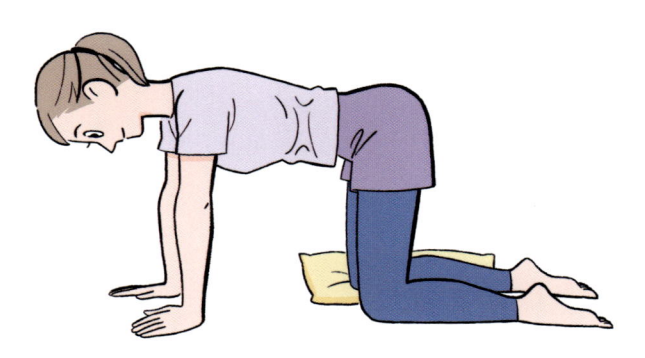

③ 動作

息を吸いながら、右膝をクッションにグッと押し込むように意識します。
同時に、左脚を後ろに伸ばし、骨盤の左側を、天井方向へ持ち上げます。
この時、まるで背骨を1つずつ積み上げていくようなイメージで、丁寧に背筋を伸ばしていくことがポイントです。もし余裕があれば、右腕を体の前に真っ直ぐ伸ばしてみましょう。
体がさらに伸びて、より効果を感じやすくなります。
数秒間キープしたら、ゆっくりと元の四つん這いの姿勢に戻ります。

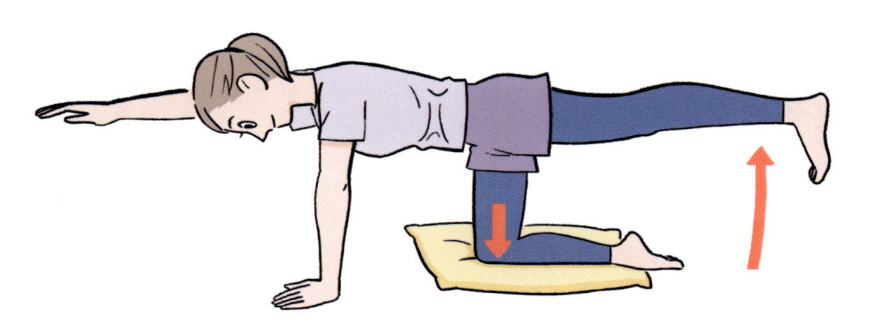

④ 反対側も同様に行う

クッションを左膝の下に移動し、今度は骨盤を右側に傾けるように動作を行います。
左右それぞれ10回ずつ繰り返しましょう。

メインエクササイズ

メインエクササイズは立った状態で多裂筋で背中を伸ばし股関節に重心を乗せることを意識したエクササイズです。腸腰筋を意識して股関節の安定した感覚を養い、背骨と骨盤の重心を整えていきます。

スウェイバックリセットハイランジ

1 スタートポジション

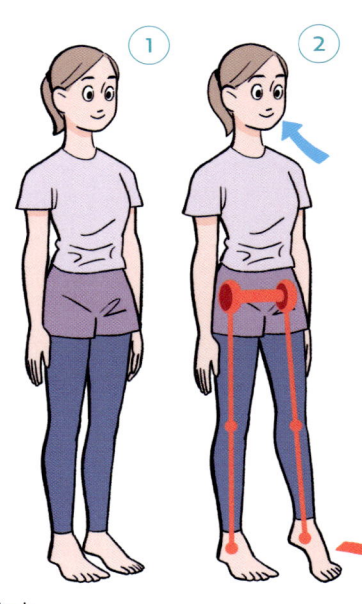

まずは、背筋をピンと伸ばして真っ直ぐに立ちます。

この時、頭が前に出ないように、背骨を1本1本上に伸ばしていきましょう。

視線はまっすぐ前に向けてください。

2 左足を滑らせる ように前へ

息を吸いながら、左足を軽く床につけたまま、5秒かけてゆっくりと前へ滑らせます。

この時、かかとは自然と浮かせていきます。

また、支えている右脚の大転子（太ももの外側の骨の出っ張り）が肩より前に出ないように意識することで、股関節周りの筋肉にしっかりとアプローチすることができます。

もし、骨盤が前に倒れてしまう場合は、無理せず滑らせる幅を調整しましょう。

③ 股関節に重心を感じながらキープ

股関節に重心をしっかりと乗せ、骨盤を立てるように意識しましょう。腰から重心を高くするイメージを持つと、骨盤が立ちやすくなります。頭頂部から骨盤、かかとまでが一直線になるよう姿勢をキープします。骨盤が前に出そうになったら滑らすことを止めましょう。

④ ゆっくりと元の姿勢に戻る

息を吐きながら、5秒かけてゆっくりと左足を後ろに戻し、元の姿勢に戻ります。反対側も同様に行いましょう。

①〜④の動作を1セットとし、このセットを左右それぞれ5回繰り返します。ただし、途中で姿勢が崩れてしまったり、集中力が途切れてしまったら、回数を減らしてください。

> **After**
>
> エクササイズ後、改めて腰周りの感覚に意識を向けてみましょう。いかがでしょうか。腰や太ももの張りが軽くなり、動きやすくなったのを感じませんか。
> まるで、おもりがとれたように、体全体が軽やかに、そして活動的になったように感じられるはずです。
> 体の芯から力がみなぎり、背筋がピンと伸びるのを感じる方もいるかもしれません。これは、エクササイズによって重心が安定し、姿勢が整ってきたサインです。
> 立っている時にラクになり快適に過ごせるようになるでしょう。

O脚X脚の改善

完全プログラム

Before

足を開いたり回転した時に動かしづらさや
詰まった感じはありますか。
左右の足に体重をかけた時に、膝が内側や外側に
ずれやすく、不安定感を感じたり違和感はありませんか。
足の重さや足裏がしっかりついていない感じがしませんか。
歩く時に、ぎこちない感じや
バランスがうまくとれない悪い感覚はありませんか。
体が重だるく、重力に負けてしまっているような
感覚はありませんか。

Step:1 2 3 4　股関節と膝を知る

O脚やX脚の人は、膝の位置が外側に開いたり内側に閉じたりするため、膝の問題に目が向きがちです。しかし実際には、膝は股関節や足首の影響を大きく受けます。

なぜなら、膝は太ももの骨とすねの骨の間にある関節であり、「股関節は太ももの動きに」「足首はすねの動きに」それぞれ影響を与えるからです。膝自体に内側や外側に曲がる動きはありません。

つまり、O脚やX脚を改善するには、股関節や足首の状態を整え、膝にかかる負担を減らすことが重要になります。
ここでは、股関節と膝の動きを正しく理解し、ご自身の体の状態をチェックしてみましょう。

股関節の構造と動きを確認

股関節の位置は、手のひらを大転子に当て、親指を斜め45度に上げたところが股関節です。

股関節は、骨盤と太ももの動きの両方に影響を受けます。

特に、反り腰などで骨盤が前に倒れやすい人は、股関節の動きが悪くなりがちです。股関節をスムーズに動かすには、骨盤を意識することが大切です。

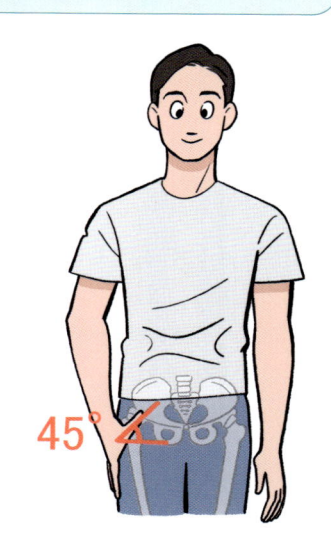

45°

① 骨盤から股関節の動きを感じる

立った状態で、骨盤を前に倒してみましょう（お尻を突き出すイメージ）。股関節が曲がっているのを感じますか。

② 骨盤を後ろに倒す

次に、骨盤を後ろに倒してみましょう（お腹をへこませるイメージ）。股関節が伸びるのを感じますか。

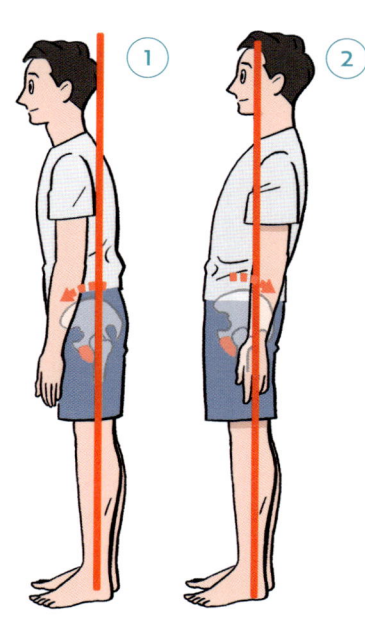

太ももとすねの間の関節

膝を曲げる時は、すねの骨が太ももの骨の後ろ側を滑るように動きます。逆に、膝を伸ばす時は、すねの骨が太ももの骨の下に沿って移動します。

膝関節は、曲げ伸ばしに加えて、わずかに内側と外側にねじることもできます。O脚の人は、すねの骨が外側にねじれていることが多いです。

股関節から膝の動きを感じる

立った状態で、右の太ももを曲げて上に上げてみましょう。

この時、自然と膝も曲がっていることを確認しましょう。これは、股関節の動きと膝の動きが連動していることを示しています。

重心の位置を確認

1　スタートポジション

足を肩幅に開いて立ちます。

2　太ももの負担を確認

右足に体重をかけます。体重がかかった時に、太もものどこに負担を感じるか確認してみましょう。

O脚の人は、重心が外にかかり太ももの外側に負担を感じやすい傾向があります。

X脚の人は、重心が内にかかり太ももの内側に負担を感じやすい傾向があります。

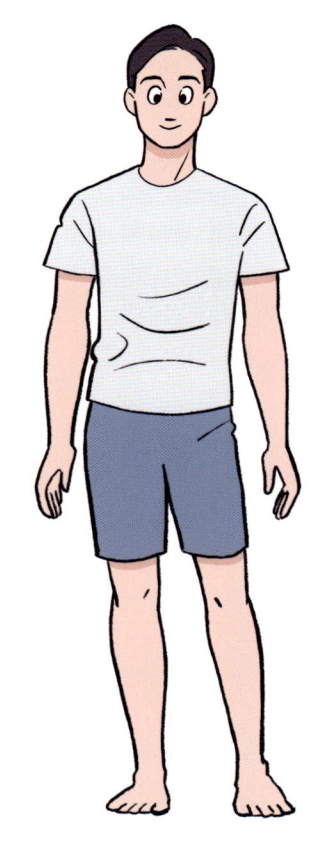

③ 足裏の重心確認

最後に、足裏のどこに体重がかかるか確認しましょう。

右足に体重をかけた時、すねの骨は軽く右側に傾きますが、体重は「かかと」「親指の付け根」「小指の付け根」の3点で支えられているのが理想です。

体重が外側または内側にかかりすぎていると、O脚やX脚の原因になる可能性があります。

反対側も同様に行いましょう。

股関節をリリース

O脚やX脚の人は膝の動きを良くするために「大腿筋膜張筋」という筋肉をリリースします。この筋肉は股関節から膝まで伸びていて股関節や膝の動きに関わります。

外ももを緩めるスリープリリース

1 準備

床に仰向けになり、両膝を立てます。この時、肋骨を軽く下ろし、お腹に軽く力を入れて腹圧をかけます。お腹周りの筋肉を安定させることで、腰への負担を軽減し、効果的にストレッチできます。

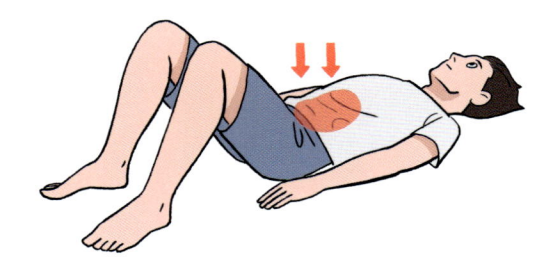

2 ストレッチ

膝を曲げたまま、股関節が横に動かないようにしながら、いけるところまで内側にねじります。足の裏は外側に向けましょう。右足のかかとを左膝の上に乗せます。

右足の重みで、左側の股関

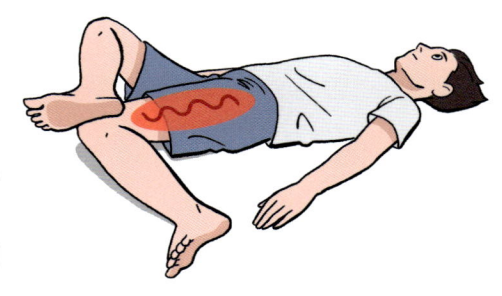

節の外側が伸びているのを感じながら、30秒ほどキープします。ゆっくりと呼吸を続けながら、筋肉の緊張が徐々に解けていくのを感じましょう。

③ ホールド

左足を天井に向かってゆっくりと持ち上げます。この時、左側の股関節の外側に力を入れます。同時に、右足は左膝につけたまま、左足が上がらないように抵抗をかけます。
関節を固定したまま、筋肉に力を入れ10秒間キープします。

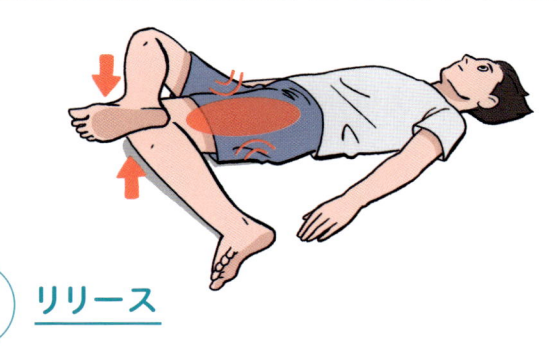

④ リリース

外ももの力を抜いて、今度は左足をゆっくりと床に戻します。
この時、左側の股関節の外側の脱力感をしっかりと感じましょう。
10秒間キープします。この「力を入れては抜く」を3回繰り返します。

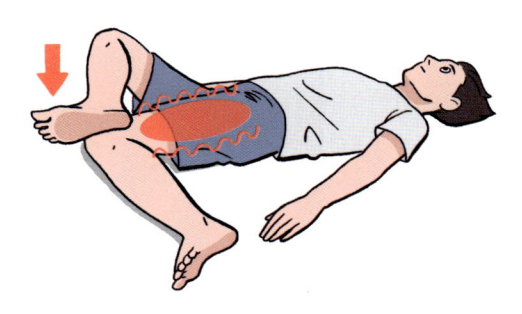

股関節・膝周りの インナーマッスル活性化

ここまで、股関節や膝の動きを理解し、そして、筋肉を緩め動きやすい状況を作ってきました。ここからは、股関節と膝の動きをスムーズにするためのインナーマッスルを活性するエクササイズを行います。股関節のスムーズな動きや膝の小さな動きを丁寧に繰り返し行うことで、膝を本来あるべき位置や重心に導いていきます。

股関節の活性化

1 スタートポジション

四つん這いになります。手は肩の下、膝は股関節の下に置き、頭や腰が落ちないよう背骨は自然なS字カーブを保ちます。

2 股関節屈曲

右側の脚を床から浮かせ、軽く前に股関節を曲げます。

3 内旋・外転

右脚を内側に回し、足の裏を外側へ向けます（内旋）。
同時に右脚を内側に回しながら、股関節から脚を外側に開きます（外転）。

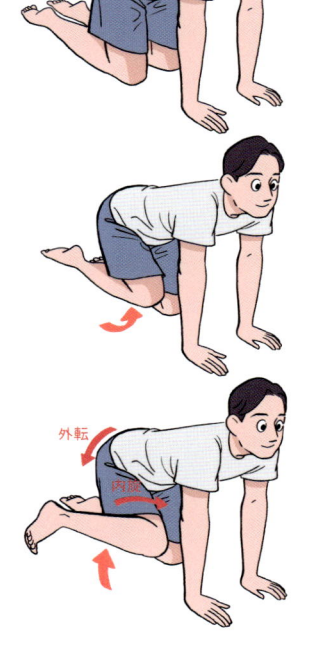

4 伸展・内転

膝の角度はなるべく保ちます。膝を曲げたまま、股関節から右脚を天井に向かって伸ばします（伸展）。同時に脚を内側に回し、体の中心線に向かって脚を戻します（内転）。屈曲：再び股関節を曲げて開始姿勢に戻ります。

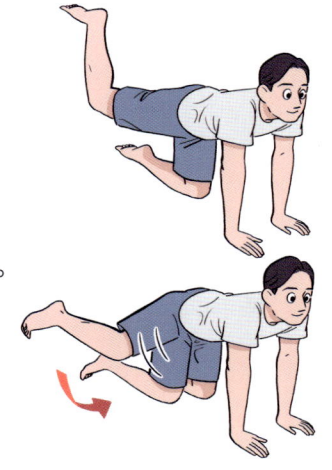

5 伸展・外旋・外転

右側の脚を床から浮かせ、膝を曲げたまま右脚を天井に向かって伸ばします（伸展）。右脚を外側に回し、足の裏を内側へ向けます（外旋）。右脚を外側に回しながら、股関節から脚を外側に開きます（外転）。膝の角度はなるべく保ちます。

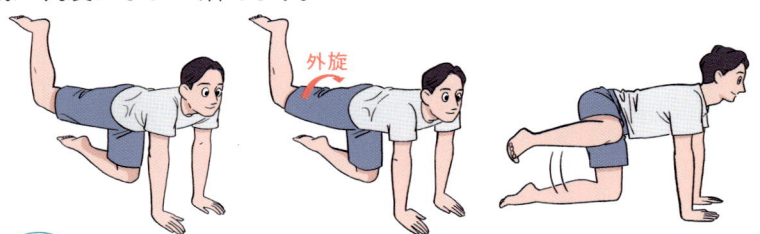

外旋

6 屈曲・内転

股関節を曲げながら、脚を体の中心線に向かって戻します（内転）。開始姿勢に戻ります。①〜⑥の動作を流れるように繋げて、これを1セットとして、左右各10回ずつ繰り返しましょう。動きはゆっくりと、コントロールしながら行いましょう。

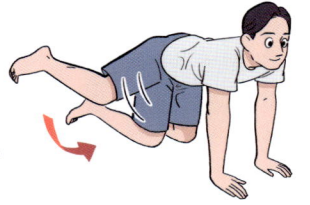

股関節の動きを感じながら行いましょう。腰が落ちないようにお腹に力を入れて行いましょう。呼吸を止めずに自然な呼吸を続けましょう。

膝関節の活性化

（1） スタートポジション

床にお尻をつけて、膝を曲げて座ります。両手は体の横にラクに置きましょう。

（2） 脚を持つ

片方の脚を太ももの裏側から両手で持ちます。この時、手のひらを太ももに添え、足を支えるようにしましょう。

（3） 膝の回転

そのまま、両手で持ち上げた足を床から少し浮かせてください。
持ち上げた足のつま先を外側に向けたり、内側に向けたりして、膝関節を内旋・外旋させます。この時、股関節は動かさないように、太ももをしっかりと固定しましょう。
足首を動かすイメージではなく、膝のお皿の下にある、すねの骨の少し盛り上がっている部分を軸に、すねの骨だけを回転させるように意識すると、より効果的に動かせます。

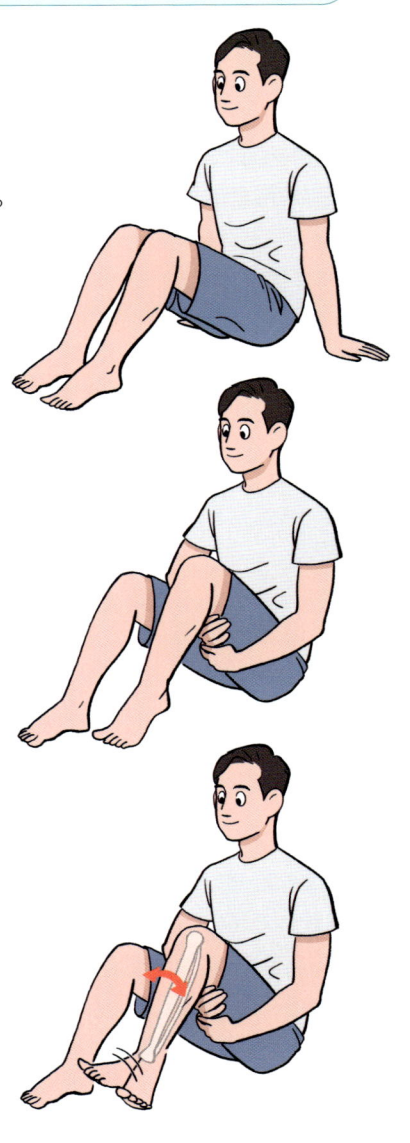

④ 膝を伸ばす

膝関節をねじった後は、つま先を天井
に向けてできるだけ膝を伸ばします。
膝裏がじんわり伸びるのを感じましょ
う。膝は完全に伸びなくても大丈
夫です。無理せず、心地よいと感じる
範囲で伸ばししましょう。

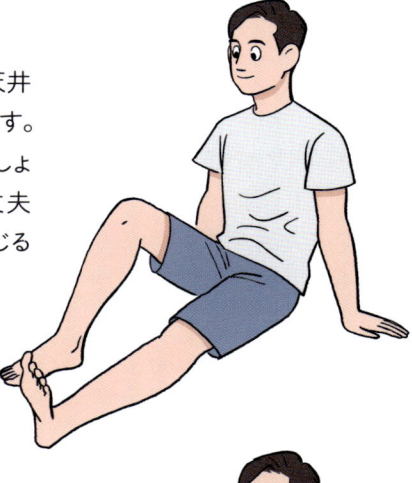

⑤ 膝を曲げる

股関節は動かないように注意し、足
を内側にねじりながら、膝を曲げて
いきます。この時、膝の裏側、内側
にキュッと力が入る感覚を意識してみ
ましょう。
反対側も同様に行います。

①〜⑤の動作を流れるように繋げて、
これを1セットとして、左右各10回
ずつ繰り返しましょう。動きはゆっくり
と、コントロールしながら行いましょ
う。膝関節の動きを感じながら行い
ましょう。呼吸を止めずに自然な呼吸
を続けましょう。

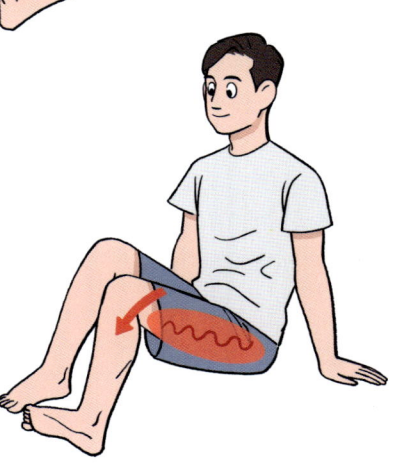

メインエクササイズ

O脚X脚リセットヒップヒンジ

メインエクササイズでは、膝下を安定させた状態を保ちながら、股関節を軸として動く感覚を養い、床反力と重力を利用した効率的な体の使い方を習得することを目指します。特に、股関節を意識的に動かすことで、下半身全体の重心を整えていきます。

① スタートポジション

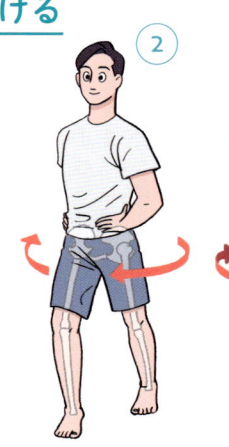

右足を前に出し、左足のつま先を軽く床につけます。左足には体重をあまりかけないように注意してください。右足で床をしっかりと捉え、安定感を高めます。膝は少しだけ曲げて、すねの骨は床から垂直になるように軸を感じましょう。股関節の位置を両手で確認したあと、両手は腰に当てます。ベルトを締めるようにお腹の圧を意識すると、体幹が安定しやすくなります。

② 右足に骨盤を近づける

膝とつま先は正面に向けたまま、骨盤をできるだけ右足の方向に回します（骨盤右回転）。この時、腰ではなく股関節から動かすことを意識しましょう。

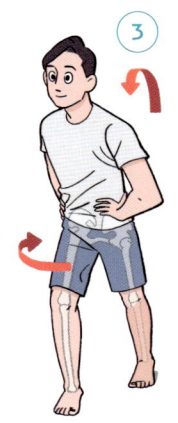

③ 股関節を曲げる

きれいなヒップヒンジを意識し、上半

身を前傾させます。脚の付け根のラインから、背中を丸めることなく、股関節を支点に上半身を倒すイメージです。肩を開いた状態を保ち右足で床をしっかりと捉えます。

4 右足から骨盤を離す

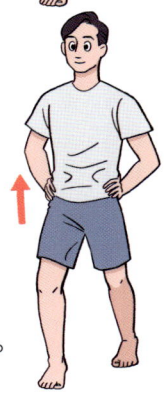

膝とつま先は正面に向けたまま、親指の付け根に力を込めて、体を左へゆっくりと回転させます。この時、股関節は曲げた状態を保ちます。骨盤を右足からできるだけ離すように回転させます（骨盤左回転）。

5 股関節を伸ばす

足の裏全体で地面を押しながら、体を押し戻し、元の姿勢に戻ります。この時、腰ではなく股関節から伸ばすことを意識しましょう。

①〜⑤の動作を1セットとし、このセットを左右それぞれ5回繰り返します。ただし、途中で姿勢が崩れてしまったり、集中力が途切れてしまったら、回数を減らしてください。

After

脚を大きく開いたり、内側や外側に回転させたりする動きが、以前よりスムーズに、そしてラクにできるようになりませんでしたか。左右の足に体重を交互にかけた時に、膝が安定し、以前のような不安定感や違和感は減りましたか。
床に立った時、足裏全体でしっかりと地面を捉え、体重が均等にかかっている感覚が得られるようになりましたか。これらに、少しでも変化を感じられた方は、股関節や膝周りの柔軟性が向上し、体の軸が整ってきたサインです。

膝下O脚の改善

完全プログラム

Before

足の動きをチェック。足首を回したり、上下に動かしたりした時に、スムーズさに欠け、動きが悪く、詰まった感じがしませんか。足裏全体で地面をしっかりと捉えられず、足が浮いているような感覚はありますか。

かかと、親指の付け根、小指の付け根など、特定の部分に負担が集中しやすいでしょうか。

足の指がうまく動かせなかったり、地面を掴む感覚が弱いと感じたり、足の血流が悪い感じはありますか。

Step:1 2 3 4 足について知る

膝下O脚は、脛骨（すねの骨）が外側に開いて生じますが、膝関節だけでなく、足首や足の構造と機能が密接に関係しています。脛骨には回旋（ねじれ）の動きがあり、特に膝関節が過剰に外旋（外側にねじれる）すると、脛骨の上部は外側に開き、下部は内側に閉じ、脛骨全体が弓状に変形することがあります。これが膝下O脚の一因となります。また、足の向きも影響します。足が外側に向く（回内）と、脛骨は外側に倒れ、膝下O脚を助長します。さらに、一見逆のように思えるかもしれませんが、足が内側に向く（回外）も、脛骨の外旋を引き起こし、膝下O脚につながります。

つまり、足首と足部（足裏の骨格）の機能不全が、足の向きや脛骨の回旋に影響を与え、膝下O脚を引き起こすことがあるのです。したがって、膝下O脚を改善するには、膝だけでなく、足首と足部の

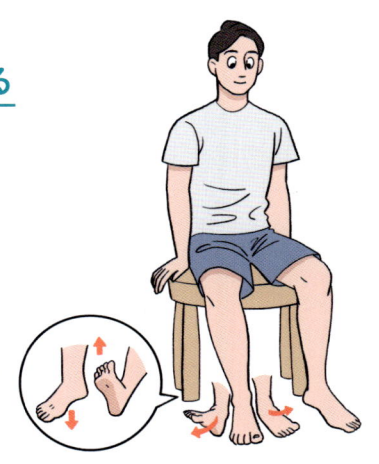

構造と動きを正しく理解し、それらの機能を改善することが重要です。ご自身の足首と足部の状態をチェックし、適切なケアを行いましょう。

① 足首の柔軟性を探る

まずは、足首の動きをチェックしてみましょう。椅子に座るか、床に座って足をラクに伸ばします。片方の足を床から少し浮かせて、足首だけを動かしてみましょう。つま先を天井に向けるように、上へ持ち上げます（背屈）。つま先を床に近づけるように、下へ向けます（底屈）。足裏を内側に向けるように足首を内側にひねります（回外）。足裏を外側に向けるように足首を外側にひねります（回内）。これらの動きがスムーズに行えますか。動きにくさや詰まり感、左右差がないか確認してみましょう。

② 足部（足の裏）の構造を知る

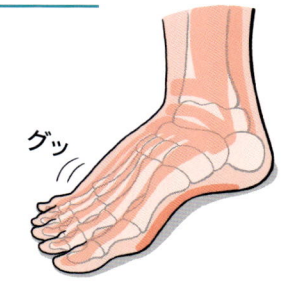

グッ

足首だけでなく、足部全体の構造を知ることも大切です。足の裏は、大小様々な骨や関節、筋肉などが複雑に組み合わさりできています。かかとは、立ったり歩いたりする時に、体重をしっかりと支える、頑丈な骨があります。足の裏には、緩やかなアーチ状の構造となる土踏まずがあります。歩く時の衝撃を吸収するクッションの役割を果たしています。5本の指の骨は、実は指の根元よりずっと奥、足の甲まで長く続いています。地面に柔軟に対応しバランスをとったり歩く時に床を蹴りだしたりする役割も担っています。

③ 自身の足部（足の裏）を知る

目で見たり、実際に足に触れたり
しながら、2つのポイントをチェッ
クしてみましょう。

1. 土踏まずはありますか。足の
   裏に、緩やかなアーチ状の構
   造が見えますか。指で優しく押
   してみて、その弾力性を確かめ
   てみましょう。
2. 弾力があり、柔らかく感じられ
   ますか。

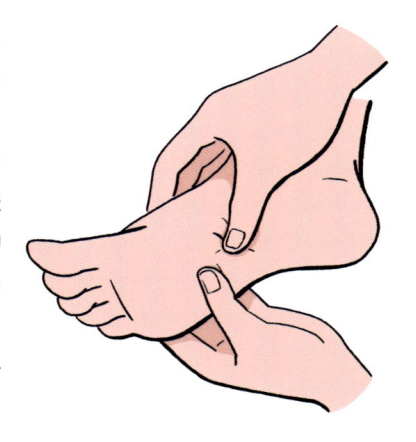

④ 足の甲を触りながら、足の指を動かす

指の骨は、足の甲まで長く続いていることを感じられますか。
指はスムーズに動きますか。
足の親指を上げて足を内向きにしたり小指を上げて足を外向きにした
りしましょう。その時、足の甲の部分は柔軟に形を変えていますか。

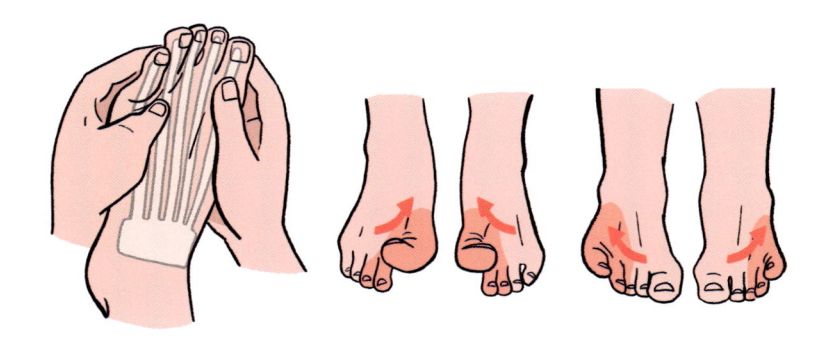

Step:2 3 4　足のリリース

膝下〇脚の人は、足の機能が低下し、重心を適切にコントロールできないケースが多く見られます。そこで、この項では、足のリリースを通して、足本来の動きを取り戻していく方法を解説していきます。足の柔軟性を取り戻すことで、足裏全体で地面を捉え、バランスのとれた状態を目指しましょう。なお、膝下〇脚はすねの外側のねじれも影響します。

「大腿筋膜張筋」の硬さもすねの過剰な外旋を引き起こすことがあるため、大腿筋膜張筋のリリースを行うと、さらに効果的です。

足のリリース

1 準備

椅子に座るか床に座って、片方の足をもう片方の脚の太ももに乗せ、リラックスさせます。

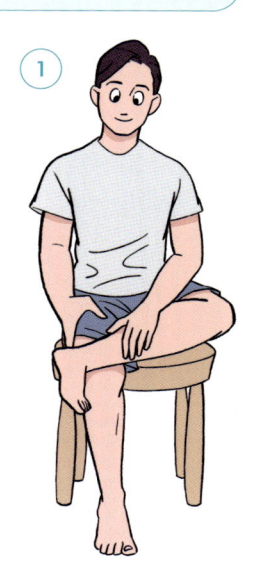

2 足首を動かす

片方の手で足首を支え、もう片方の手で足を包み込むように持ち、足首をゆっくりと回します。まずは時計回りに5回、次に反時計回りに5回、丁寧に回しましょう。

次に、足首を上下に動かします。つま先をできるだけ膝に近づけるように上げて、次につま先を膝から離すように下げて、ゆっくりと足首を上下に10回繰り返し動かします。

③ 足裏の リリース

指を使って、足裏全体をくまなく、そしてじっくりと揉みほぐしていきます。特に土踏まず、足の指の付け根など、硬さを感じやすい部分は念入りにほぐしましょう。次に、足の甲にある足の指の骨と骨の間に、指を入れます。足の甲から足裏に向かって、優しく圧をかけながら滑らせます。反対に、足裏から甲に向かって行ったりしましょう。足指の1本1本に手の指を絡め、足の甲を左右にゆっくりとねじります。この動きを10回繰り返します。

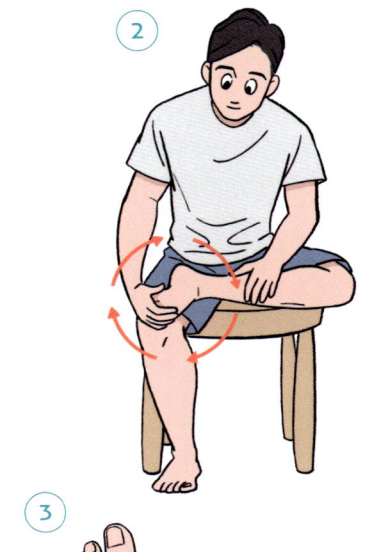

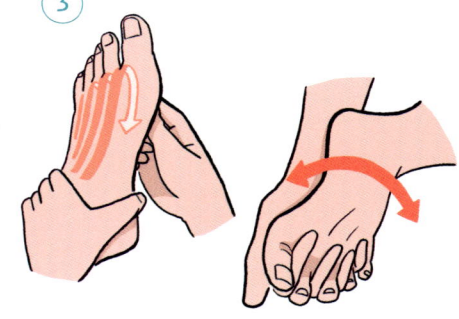

④ 足指 ストレッチ

手の指を足の指の間に入れ、しっかりと組みます。もう一方の手で足の甲を固定し、そのまま、足の指を大きく反らしたり握ったりする動きを心地よいと感じる程度で10回繰り返します。

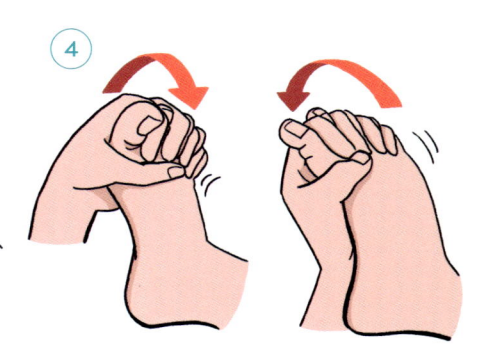

Step:3 4 足周りの インナーマッスル活性化

ここまで、足の構造と膝下O脚への影響について詳しく見ていき、硬くなった足首と足を、丁寧にほぐして、動きやすい状態へと導いてきました。

そしてここから、足裏から全身の姿勢を整えるための「足の活性化エクササイズ」に入ります。

これまで見てきたように、足の動きには「足首」と「足部（足裏）」の両方が関わっており、それぞれの機能を高めることが重要です。

足首と足部を意識的に、そして自在にコントロールできるようになると、足裏全体で地面を捉えやすくなり、本来あるべき姿勢や重心に近づいていくでしょう。

足首の活性化

足首を外側に内側に柔軟にコントロールできるようにしていきます。

 スタートポジション

壁から少し離れて立ち、両手を軽く壁に添えましょう。

背筋を伸ばし、お腹を軽く引き締め、体幹を安定させて行いましょう。

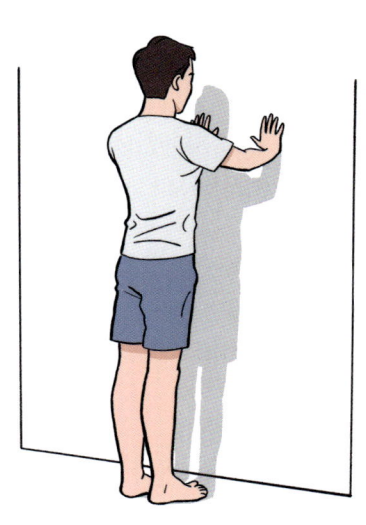

② かかとを内側に上げる

両足を揃えて立ち、足の裏全体で床と繋がりを感じましょう。両足のかかとを床から離し、持ち上げていきます。この時、小指側に体重をかけるように意識すると、自然とかかとが内側に向いていきます。ふくらはぎの奥の筋肉が使われているのを感じてみましょう。無理のない範囲で、できるだけ高くかかとを上げます。ゆっくりと、かかとを床に戻します。この動きを10回繰り返します。

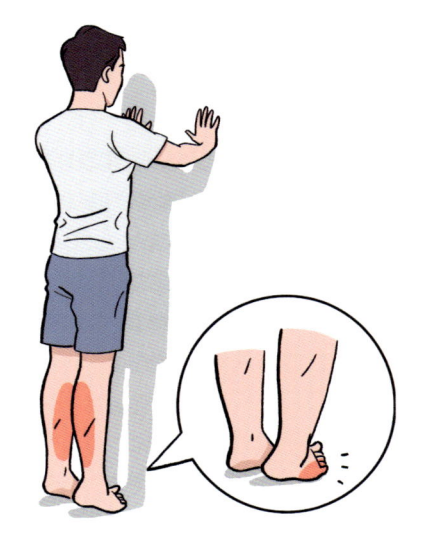

③ かかとを外側に上げる

②と同様に、両足を揃えて立ちます。今度は、親指側に体重をかけるように意識しながら、かかとを外側に向けてゆっくりと持ち上げます。ふくらはぎの外側の筋肉が働いているのを感じてみましょう。この動きは、内側に向ける動きほど大きく動かす必要はありません。足首が、内側にも外側にも傾いていない、ちょうど真ん中の位置になる程度を目指しましょう。無理のない範囲で、できるだけ高くかかとを上げます。ゆっくりと、かかとを床に戻します。この動きを10回繰り返します。

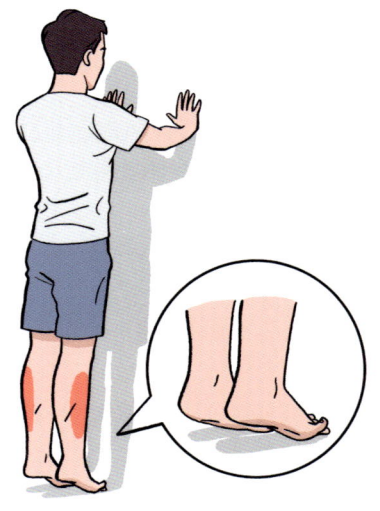

足裏の活性化

 スタートポジション

ポジションリラックスして椅子に座ります。

 足指の曲げ伸ばし

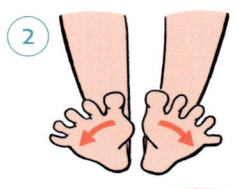

まずは、足の指を大きく開いてみましょう。指と指の間を、できるだけ広げるように意識します。指と指の間に、空間を作るように、ぐーっと広げていきます。次に、足の指でじゃんけんをするイメージで、「グー」「パー」と動かします。グーでは足の指をぎゅっと握りしめ、「足の甲の中央部分」を、ぎゅっと縮めるように意識しましょう。足の甲の真ん中あたりにある筋肉が、キュッと縮まるのが分かりますか。パーでは今度は、足の指を大きく広げます。「足の甲の中央部分」がぐーっと広がるのを感じながら行いましょう。この「グー」「パー」の動きを、10回繰り返します。

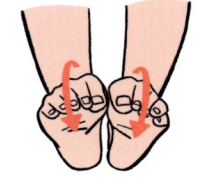

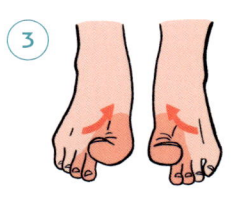

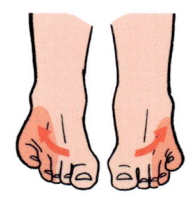

 足裏ストレッチ

足を床につけたまま、親指だけを天井に向かって持ち上げてみましょう。この時、足首ではなく、「足の甲の中央部分」を内側にひねるように意識しましょう。足の裏の内側が、ジワーっと動くのを感じられますか。反対に、小指だけを天井に向かって持ち上げ、足の甲の中央部分を、外側にひねるように意識してみましょう。足の裏の外側がジワーっと動くのを感じられますか。左右交互に10回繰り返しましょう。

メインエクササイズ

メインエクササイズでは立った状態から、足首と足裏を意識的に内側・外側に動かすことで、足元から全身をコントロールできる感覚を養っていきます。普段あまり使われていない足元の筋肉を積極的に活用し、コントロールできる感覚を養っていきます。
このエクササイズを通して、足裏全体で地面をしっかりと捉え、重心が整った姿勢を目指しましょう。

膝下O脚リセットアンクルローリング

① 準備

右足を一歩前に出し、左足のつま先を軽く床につけます。左足は、あくまでバランスをとるための補助です。左足にあまり体重をかけず、右足でしっかりと床を捉え、安定した姿勢を保ちます。右膝は軽く曲げ、すねの骨は床から垂直になるように軸を感じましょう。両手を腰に当て、バランスを保ちます。バランスが不安定な場合は、壁に軽く手を添えてください。

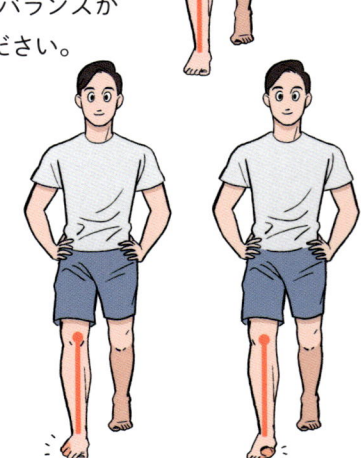

② 足裏を動かす

かかとを床につけたまま、小指を天井に向かって持ち上げ、足先を外側に向けていきます。この時も、膝が内側や外側に倒れないようにかかとも動かないよう注意しましょう。足裏の外側の筋肉が、グッと使われる感覚がありますか。今度は親指

を天井に向かって持ち上げ、足先を内側に向けていきます。次に、足裏の内側の筋肉が、働いているのを感じられますか。この動きも、ゆっくりと、心地よいと感じるペースで、内側外側と10回繰り返します。

③ 足首を動かす

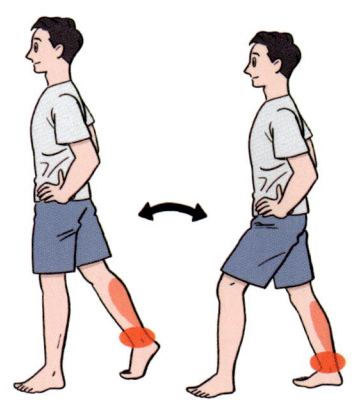

①と②の動作を終えた状態から、右足と左足を入れ替えます。後ろにある右足を軸足に右のかかとをゆっくりと上げます。つま先全体に体重がかかるように、右足のかかとを床から離します。膝は外側に向かないよう倒れないよう注意し、足裏がやや内側を向くように意識しましょう。かかとを上げると同時に、ふくらはぎの奥の筋肉がキュッとする感覚を感じませんか。この動きを、ゆっくりと、心地よいと感じるペースで、10回繰り返します。

①～③の動作を1セットとし、このセットを左右それぞれ5回繰り返します。ただし、途中で姿勢が崩れてしまったり、集中力が途切れてしまったら、回数を減らしてください。動作中は、常に膝が内側や外側に倒れないように、意識することが大切です。ゆっくりと、丁寧に動きを確認しながら行いましょう。

> **After**
>
> 再び足周りの感覚を味わってみましょう。足首を回したり、上下に動かしたりする動作が、スムーズになりましたか。足裏全体で地面をしっかりと捉え、安定感が増した感覚がありますか。今では、足裏全体で体重を支えられている感覚がありますか。足の指が動かしやすくなり、地面を掴む感覚が強くなったと感じますか。

反張膝の改善

はん ちょう ひざ

完全プログラム

> **(Before)**
> 足まわりをチェック。膝が常に伸びきった状態で、
> 突っ張るような感覚がありませんか。
> 立った時にバランスをとると不安定で、
> ぐらつきやすいと感じることがありませんか。
> 膝やふくらはぎが重く、疲れやすいと感じませんか。

Step:1 ②③④ 膝について知る

反張膝は、O脚と同様に股関節と足の影響を受けます。具体的には、
骨盤が前傾して股関節が曲がり、お尻が後ろに突き出る姿勢や、
足首が後ろに倒れる（底屈）ことなどが影響します。

① 重心位置の確認

理想的な重心位置は、膝のお皿の真下に土踏まずがある状態です。
自分の重心位置が、この理想的な状態からズレていないか確認しまし
ょう。

② 体の位置の確認

「腰骨の前の出っ張り」と「恥骨」を結んだ線が、床に対して垂直にな
っているか触って確認します。（詳細は反り腰の項を参照）

肩と大転子の位置を確認します。肩より大転子が後ろに出ている場合
は、お尻が後ろに突き出ている可能性があります。（大転子の触り方の詳
細はスウェイバックの項を参照）

すねの骨を触り、床に対して垂直になっているか確認します。

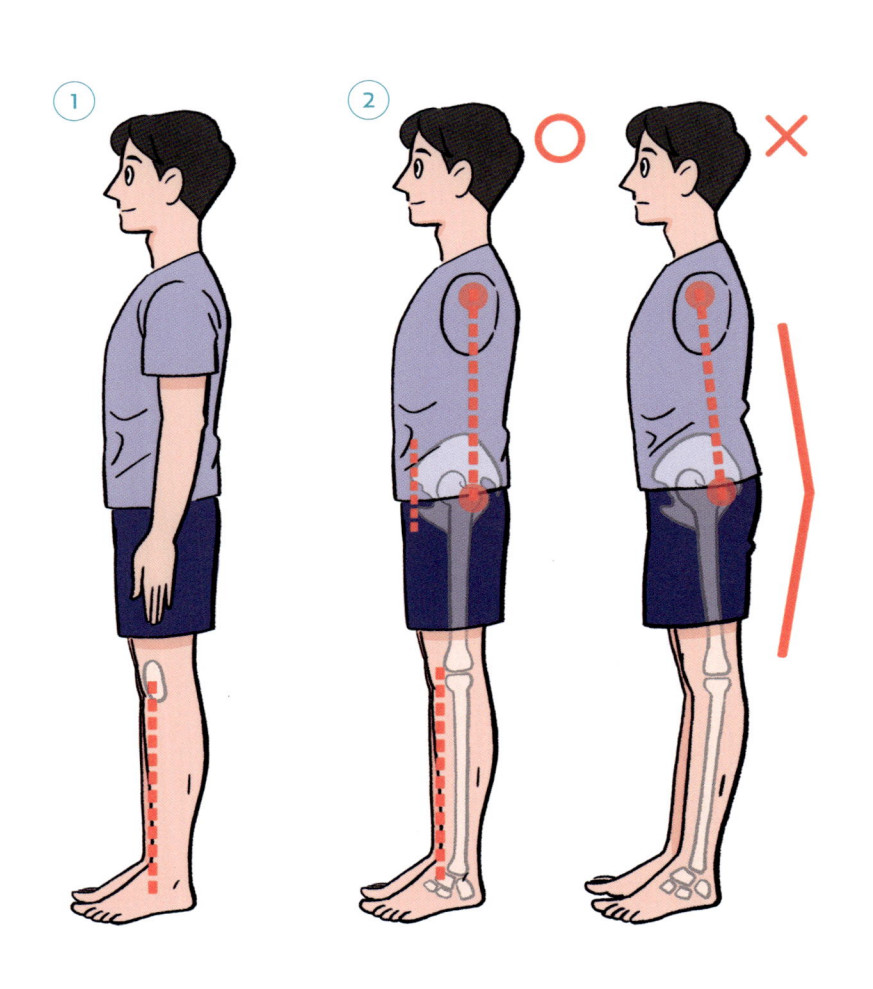

ふくらはぎのリリース

反張膝の要因の一つとして、足首が後ろに倒れやすいことが挙げられます。これは、ふくらはぎの筋肉が緊張していることが原因の一つと考えられます。

ふくらはぎの緊張によって足首の動きが制限されると、その影響は膝関節にまで及び、結果として膝が反りやすくなってしまうのです。

つまり、反張膝を改善し、膝への負担を軽減するためには、ふくらはぎの緊張を解きほぐすことが重要と言えます。

手で行うリリース

1 準備

ラクな姿勢で座り、片方の足をもう一方の足の膝の上に乗せましょう。この時、足首がラクな状態になるようにしてください。

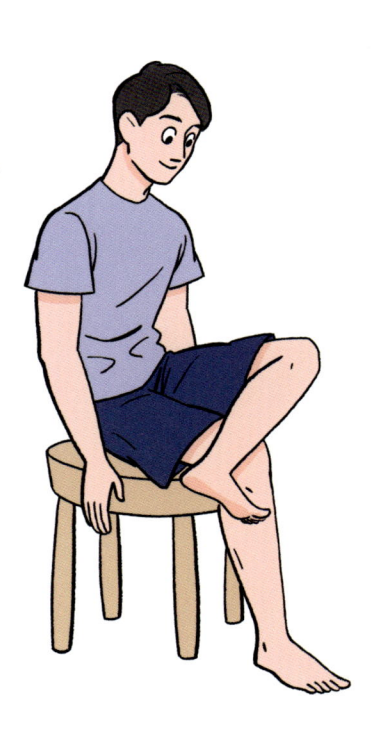

② 筋肉の内側

親指を、ふくらはぎの内側に添えましょう。あたかも、硬くなった筋肉を探るように、優しく圧をかけながら親指を上下に滑らせます。
特に緊張を感じるところがあれば、少し時間をかけ、じっくり行っていきましょう。上下だけでなく、横にも滑らせます。

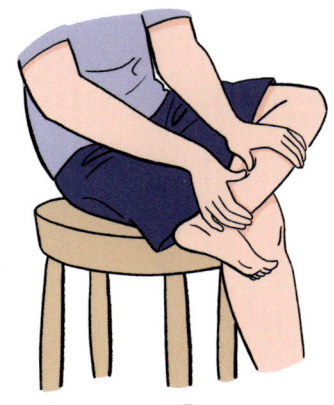

③ 筋肉の外側

今度は親指をふくらはぎの外側に移動させ、内側と同様、優しく圧をかけながら上下左右に滑らせます。

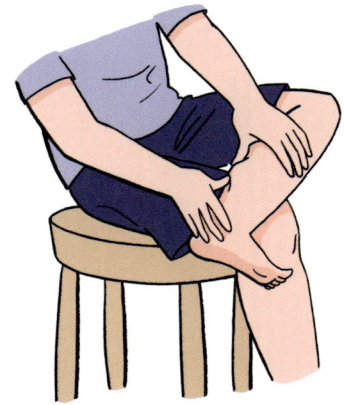

④ すねの骨の周り

親指をすねの内側に添え、上から下へ、優しく滑らせます。次に、すねの外側に移動し、今度は下から上へ、滑らせます。骨の際に沿って行うように意識しましょう。

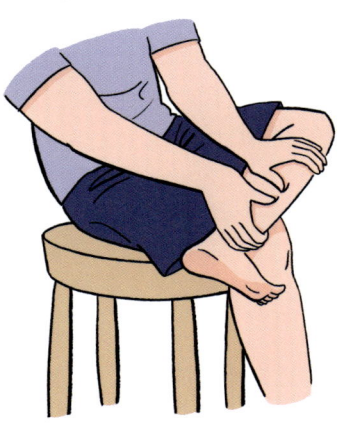

動きでリリース

① 準備

立った状態で片足を後ろに引いて膝を伸ばしアキレス腱を伸ばす姿勢をとります。腰が反らないようにお腹に力を入れます。

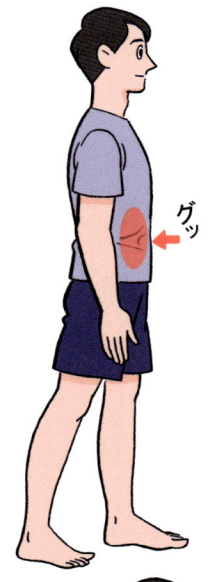

グッ

② ふくらはぎを伸ばす

腰が反らないように体を前に倒して、ふくらはぎを伸ばします。この状態を30秒間キープします。息を止めずに、ゆっくりと深呼吸をしながら行いましょう。
ふくらはぎがじんわりと伸びるのを感じてください。

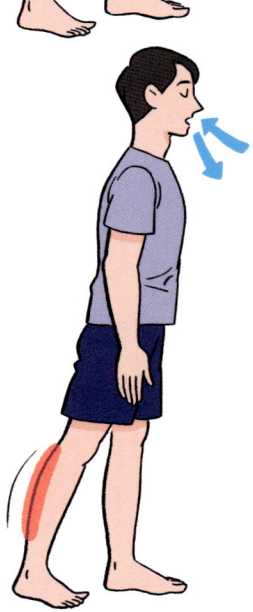

③ ホールド＆リリース

30秒経ったら、さらなるリリースを加えていきます。膝を伸ばしたまま
かかとをゆっくりと持ち上げ、10秒間キープします。その後、10秒間
かけて、ふくらはぎにグッと力を入れます。

そして、ゆっくりと力を抜いていきます。力を入れた後、ふくらはぎが
さらにリラックスしていくのを感じてみましょう。この「10秒キープ→力
を入れては抜く」流れを3回繰り返します。

反対側の足も同様に行います。

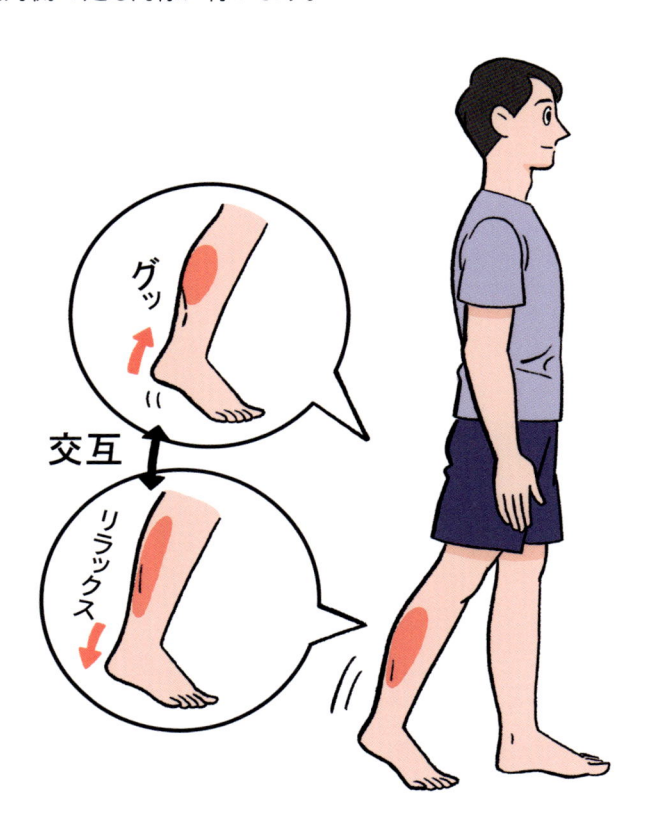

骨盤周りのインナーマッスル活性化

反張膝には、足首が後ろに倒れやすい「足首の緊張」と、股関節から膝を伸ばす「骨盤前傾」が大きく影響しています。

足首の緊張を解く第一のステップが終わったら、次に重要なのが骨盤の位置を整えることです。骨盤の後ろ側にあるハムストリングスと呼ばれる筋肉に意識を向け、積極的に使っていくことで、前方に傾いた骨盤を本来あるべき位置へと導くことができます。

このように骨盤を正しい位置にすることで、反張膝も改善へと向かっていきます。

ハムストリングスの活性化

1 スタートポジション

両膝を90度に曲げ、台や椅子の上に両足を乗せ仰向けに寝転びます。この時、かかとで台を押すように意識し、太ももの裏側（ハムストリングス）に軽く力を入れておきましょう。

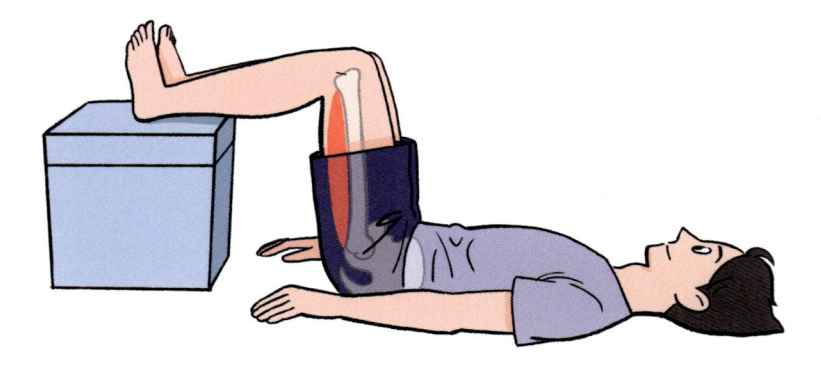

② ヒップリフト

息を吐きながら、かかとで台を押し、お尻を天井方向へ持ち上げます。お尻を持ち上げる動作と同時に、ハムストリングスを使って骨盤を後傾させるように意識しましょう。骨盤が背中側に倒れていくようなイメージです。太ももの裏側（ハムストリングス）に力が入るのを感じます。まるで太ももの裏側に小さな風船が膨らんでいくような感覚です。
ハムストリングスと骨盤が連動していることを感じながら行いましょう。さらに、腰から順に1本1本背骨を動かすように意識して、ゆっくりと腰を持ち上げていきましょう。太ももの裏側でなく腰に力が入る感覚を感じたら、無理せずそこで動きを止めましょう。

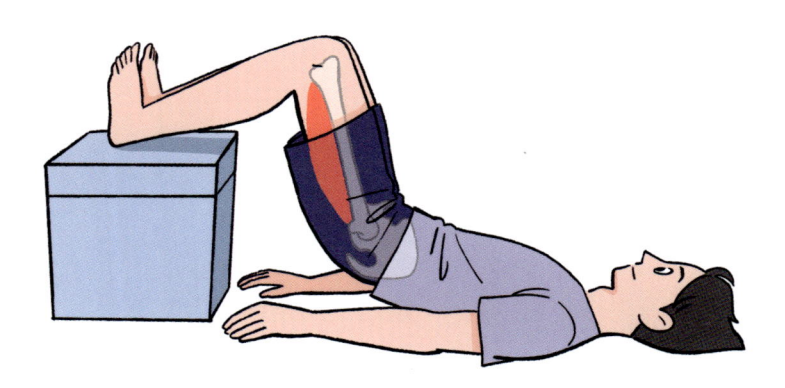

③ ゆっくりと元に戻る

息を吸いながら、ゆっくりとお尻を床に近づけ、元の状態に戻していきます。背骨を1本ずつ下ろしていくイメージで、ゆっくりと動作しましょう。②〜③を10回程度繰り返します。動きはゆっくりと、コントロールしながら行いましょう。ハムストリングスと骨盤の動きを意識することが大切です。呼吸を止めずに続けましょう。

メインエクササイズ

メインエクササイズでは、立った状態を保ちながら、膝と骨盤の動きを意識的にコントロールし、重心を移動させていきます。
具体的には、すねの骨を垂直に固定したまま、ハムストリングスの力で骨盤を後傾させながら、膝の曲げ伸ばしを行います。

反張膝リセットニーランジ

① スタートポジション

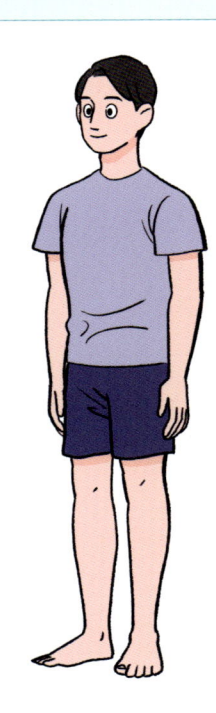

肩幅よりやや狭く両足を平行に開いてまっすぐに立ちます。背筋をピンと伸ばし、お腹を軽く引き込みます。目線はまっすぐ正面に向け、あごを軽く引きます。頭の上から糸で吊られているような、背筋がスッと伸びた感覚を常に意識しましょう。リラックスして数回深呼吸を行い、体と心を準備状態に整えます。

② 片脚を前に出し、膝を曲げる

右脚を一歩、軽く前に踏み出します。上半身がぐらつかないよう、体幹をしっかりと安定させます。体の中心に1本の芯が通っているような、強い体幹を意識します。前に出した右脚の膝を曲げ、すねが床と垂直になるポジションを見つけます。

③ すねを固定し、骨盤を後傾させる

右脚のすねが動かないように意識しながら、坐骨を意識しながら骨盤をゆっくりと後傾させていきます。この時、お腹を丸めるのではなく、右のハムストリングスにじんわりと力が伝わる感じを意識してください。

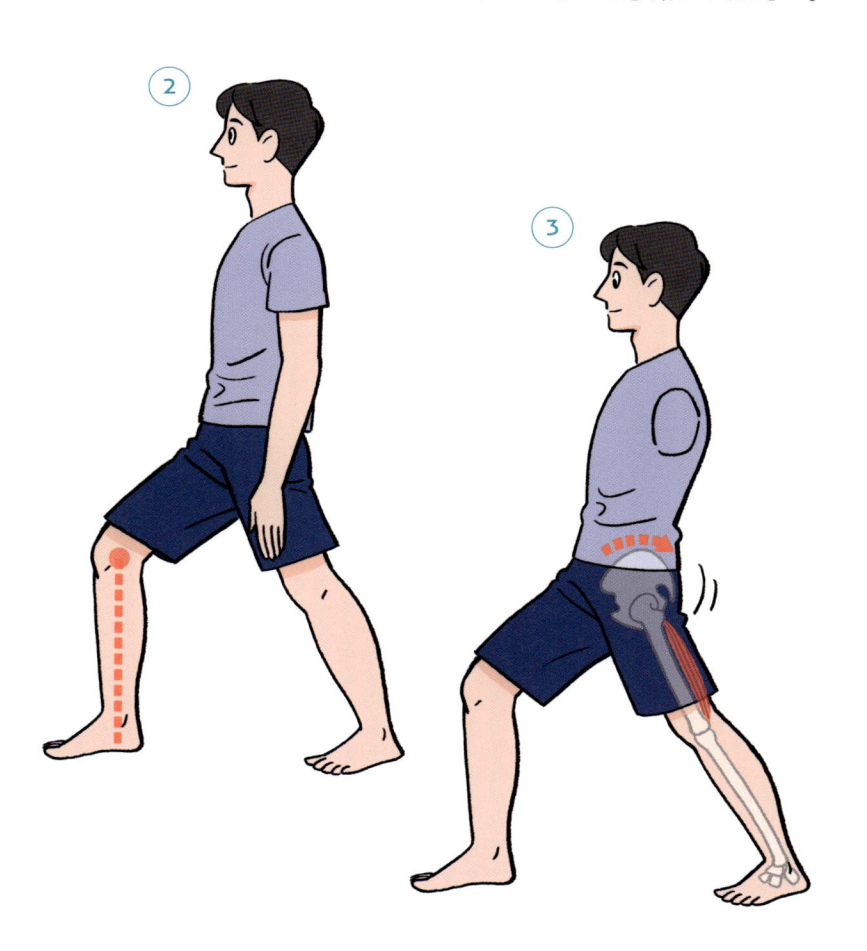

④ 反対側の脚を伸ばし、骨盤後傾をキープ

骨盤を後傾させたまま、後ろにある左脚をゆっくりと伸ばしていきます。それと同時に、右膝が伸びていきます。この時もハムストリングスを使い、股関節を伸ばして結果として膝が伸びる意識で行いましょう。膝が伸びきってしまわないように注意してください。骨盤の角度を崩さないように注意し、体幹をしっかりとキープしましょう。前のめりにならないように、上半身は常に垂直を保ちましょう。

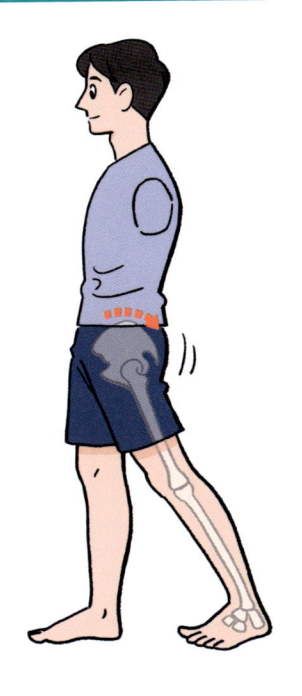

⑤ ゆっくりと元の姿勢に戻る

ゆっくりと元の姿勢に戻っていきます。

①～⑤の動作を1セットとし、このセットを左右それぞれ5回繰り返します。ただし、途中で姿勢が崩れてしまったり、集中力が途切れてしまったら、回数を減らしてください。

> **After**
>
> 再び足周りの感覚を味わってみましょう。膝周りの筋肉が柔軟になり、自然と膝が軽く曲がるようになるため、脚が軽くなった感じはありませんか。体全体のバランスが良くなり、無駄な力が入らなくなったと感じませんか。

第 4 章

「いい姿勢」を
保つ習慣術

呼吸の作法

　姿勢を良くしようと意識しても、なかなか思うようにいかないことがあります。まるで水の中で溺れそうになった時のように、頑張れば頑張るほどうまくいかないものなのです。

　では、どうすれば自然にいい姿勢を維持できるのでしょうか。

　その答えの一つが、「呼吸」にあります。

　私たちは1日に約2万回も呼吸をしています。この日常的な動作を改善することが、姿勢を良くするヒントの一つとなります。

　しかし、ここで注意が必要です。呼吸を「良くしよう」と頑張りすぎるあまり、深く呼吸をしすぎると、かえって逆効果になることがあります。

　必要以上に息を吸い込もうとして、体に入る息の量が増えてしまい、かえって息を取り込む能力が落ちてしまうのです。さらに、頑張ることで体に不必要な緊張が走ってしまいます。

　これは姿勢にも悪影響を与えます。

　逆に、**良い呼吸ができるようになると、体の緊張が解け、自然と姿勢が整います。** これが、呼吸を改善することで姿勢が良くなるメリットの一つです。

　さらに、適切な呼吸は体のインナーマッスルを自然と働かせます。それも1日に約2万回です。この繰り返しが、姿勢を改善する大きな力となります。

　呼吸は、主に横隔膜と腹筋の働きによって行われます。

　これらの筋肉が、お腹の圧力を巧みにコントロールすることで、

肺に空気を入れたり、出したりしています。

　実は、このお腹の圧力コントロールこそが、姿勢を維持する上でも非常に重要なのです。体幹を安定させ、良い姿勢を保つためには、適切な呼吸が欠かせません。

　これが、呼吸が良くなると姿勢が良くなるもう一つの理由です。

　では、どのように呼吸を改善すればよいのでしょうか。

　意外に思われるかもしれませんが、それは**「呼吸量を減らす」**ことです。

「呼吸を良くするには、深くたくさん息を吸わなきゃ」そう思っていませんか。

　しかし、実際は逆なのです。呼吸量を減らすことで、息を取り込む能力が上がり、自然と無理のない呼吸ができるようになります。これにより、副交感神経が優位になり、ストレスの少ない良い呼吸が可能になります。

　呼吸量を減らすための具体的な方法としては、**まず「鼻呼吸」を心がけましょう。**鼻呼吸は、口呼吸に比べて自然と呼吸量が少なくなるため、無理なく実践できます。

　さらに、鼻呼吸には横隔膜の動きを活性化する効果も期待できます。横隔膜は、呼吸の際に重要な役割を果たす筋肉の一つです。横隔膜が活発に動くことで、質の高い呼吸が可能になるでしょう。

　呼吸をラクにするためには、体の緊張を解きほぐすことも重要です。特に、腰や胸の筋肉が硬くなると、肋骨の動きが制限され、呼吸を阻害してしまいます。

　本書の第3章でご紹介した、腰や胸のリリースエクササイズを定期的に行い、呼吸しやすい体作りを心がけましょう。

　少ない呼吸量でも、ラクに過ごせる体作りも大切です。

そこでおすすめなのが、「息を止める時間」を少しずつ延ばしていく練習です。

具体的な練習方法としては、

○ リラックスできる姿勢で、何度か自然と呼吸をします。
○ 自然に息を吐いたら、そのまま呼吸を止めます。
○ 苦しくならない程度に、
　呼吸を止めた状態をキープします。
○ 息苦しさを感じ始めたら、
　再び鼻からゆっくりと呼吸を始めます。
○ これを数分間繰り返します。

この練習を数週間続けることで、息を止める時間が徐々に長くなる効果が現れ始めます。そして、少ない呼吸量でも快適に過ごせる体が作られていきます。

日常生活の中でも、ふと気づいた時に呼吸と向き合ってみましょう。例えば、歩いている時、仕事中、家事の時など、様々な場面で「鼻呼吸」を意識してみてください。

また、疲れたと感じた時は、肋骨を緩めるリリースエクササイズを取り入れてみましょう。呼吸がしやすくなるだけでなく、心身のリラックスにも効果的です。お風呂やトイレなどのちょっとした時間も有効活用できます。例えば、湯船に浸かりながら、またはトイレに座りながら、呼吸に意識を向けてみましょう。先ほどご紹介した「呼吸を止める練習」も効果的です。

このような、日々の生活の中で、呼吸を意識するタイミングを少しずつ増やしてみてください。きっと、体の変化を感じ取ることができるはずです。

姿勢に良い歩き方とは

　姿勢を良くすることは、一時的な努力で終わるものではありません。

　日々の生活の中で継続的に取り組む必要があります。

　その中でも特に重要なのが、「歩行」です。

　私たちは日常的に歩いています。

　通勤や買い物、散歩など、意識せずとも歩く機会は多くあります。

　この日常的な動作こそが、姿勢を良くする「絶好の機会」だと捉えてください。

　歩行は全身運動であり、姿勢の癖がそのまま反映されます。

　猫背の人は歩く時も前かがみになりがちですし、反り腰の人は歩く時も腰が反った状態になります。

　つまり、歩き方を改善することで、自然と良い姿勢を身につけることに繋がるのです。

　さらに、歩行は自分の体の軸や重心の位置を意識する絶好の機会です。

　足の裏からの感覚を感じながら、自分の体の状態を把握することができます。

　また、街中で他の人の歩き方を観察することで、自分の癖に気づいたり、改善点を見つけたりすることもできます。

　そして、歩行は、特別な時間や場所を必要とせず、日常の中

で自然と姿勢と向き合える貴重な機会とも言えます。

　普段、どれだけ姿勢を意識していても、歩くという何気ない動作の中でこそ、無意識の癖や体の歪みが浮き彫りになるのです。

　無意識に行っている歩行だからこそ、自分の姿勢と向き合い、改善すべき点に気づきやすくなるのです。

　このことから、歩行をすることは姿勢を良くする上で非常に重要であると言えます。

「効率の良い歩行」を目指す

　では、どうすれば歩き方を良くできるのでしょうか。

　その前に、「良い歩行」とは何かを理解する必要があります。

　良い歩行とは、「効率の良い歩行」のことです。

　効率が良いとは、つまりエネルギーが無駄にならないということです。多くの人は、歩く時のエネルギーは足で蹴るような力から生まれると思っています。

　しかし、これは大きな誤解です。

　実は、歩行において最も重要なのは、無駄なエネルギーを出さないことなのです。

　歩行のエネルギーは、足の力ではなく、「重心の位置を制御する」ことで生み出されます。

　これは、ジェットコースターの原理と似ています。

　ジェットコースターにはエンジンがついていませんが、高い位置から低い位置に向かうことでスピードを出すことができます。

　歩行も同じ原理です。まっすぐ立っている状態が「高い状態」だとすると、足を前に踏み出すと重心が低くなります。

　この高低差がエネルギーを生み出すのです。

　つまり、**効率の良い歩行のためには、「姿勢を良くして重心を高くすること」**と、**「しっかりと足を前に踏み出すこと」**が必要です。

　これには上半身の姿勢（猫背などの改善）と脚の機能を総合的に高めることで実現できます。これらは、この本の第3章でも詳しく解説した内容と密接に関連しています。

　日常生活で意識すべきポイントは3つあります。

1. 足の裏の感覚に集中する

　かかとから指先まで、しっかりと足が使えているかを感じましょう。地面を捉え、体重移動がスムーズに行えているか、足裏のセンサーを研ぎ澄ませてみましょう。

　かかとで地面をしっかりと捉え、体重が乗るのを感じながら、足の指で地面を優しく掴む感覚を感じ取れるでしょうか？　そして、歩くたびに、かかとからつま先へと体重をスムーズに移動させていきます。

2. 歩くリズムを意識する

　リズムが良いかどうかは、歩くバランスのバロメーターです。体幹が安定し、左右均等に体重移動ができていると、自然と心地よいリズムが生まれます。

　このリズムは、歩行の際に重要な重心の上下動をスムーズにし、無駄なエネルギーロスを抑える役割を果たします。

　逆に、リズムが乱れている時は、どちらかの脚に負担がかかりすぎている、または体幹が不安定になっている可能性があり、効率的な歩行を妨げているかもしれません。

自分の歩いている時のリズムを感じてみましょう。

具体的なリズムの感じ方としては、自分の歩調に合ったテンポの音楽を聴きながら歩くことや、テンポに合ったメトロノームの音に合わせて歩くことが有効です。

歩くペースに合わせて「イチ、ニッ」と心の中で数えながら歩くのも良いでしょう。例えばYouTubeで「歩く音楽」や「歩くメトロノーム」と検索すると様々なテンポの音源が見つかります。自分が心地よいと感じるリズムを見つけ、それを意識し、よりバランスのとれた効率的な歩行を目指しましょう。

3.上半身の姿勢を整える

天井から頭が糸で吊られているようなイメージです。

この「高い姿勢」を保つことで、重心が安定し、エネルギー効率が格段にアップします。

反対に、いくら歩幅が広くても、背中が丸まり、腰が反った状態では、本来の力を発揮できません。

エネルギーを無駄に消費してしまうだけでなく、腰痛などの原因にもなりかねません。

脚の動きそのものは速すぎて意識的に変えるのは難しいので、これらの点に注目することが効果的です。良い姿勢を維持するためには、歩行を根本的に良くする必要があります。

日々の歩行を意識し、改善していくことで、自然と良い姿勢が身につき、維持できるようになるのです。

すきま時間フィットネス

　呼吸法、歩行、姿勢改善に効果的な習慣をご紹介してきました。「日々の生活にどのように取り入れればいいの?」と思った方もいるのではないでしょうか。

　この項では、さらに自然に、そして無理なく、姿勢改善を毎日の生活に取り入れる方法をお伝えします。

　キーワードは**「すきま時間をフィットネスに変える」**ことです。

　例えば…

スマホを見るその前に「頭の位置リセット」

　ついつい下を向いてしまうスマホ時間。画面を見る前に、頭が天井に向かって引っ張られているようなイメージを持ちながら、首を長く伸ばす感覚を味わってみましょう。

**　信号待ちや電車の中は「背伸び呼吸タイム」**

　背骨を天井に引っ張られるよう伸ばし、肋骨を広げるように深呼吸。ほんの数十秒でも、気分転換になり、姿勢もリフレッシュできます。

**　歯磨きタイムは「ながらエクササイズ」**

　歯磨き中は脚が空いています! かかとを上げ下げする膝下O脚エクササイズ、他にも反り腰やO脚X脚のエクササイズなどの脚を使ったエクササイズに挑戦してみましょう。

トイレ休憩や家事の合間は「壁エクササイズ」

トイレに行くまでや家事のちょっとした合間に壁を見つけましょう。猫背や巻き肩のエクササイズができます。

デスクワークの合間には「上半身リリースタイム」

作業でガチガチになった首、肩、背中をリフレッシュしましょう。

首の後ろにある後頭下筋や胸の前の小胸筋を優しくリリースします。肩こりの原因になりやすい僧帽筋の上部も丁寧にリリースしましょう。さらに、呼吸に合わせて肋骨を動かすリリースも効果的です。

このように、普段何気なく過ごしている瞬間を「姿勢を良くするチャンス」に変えてみましょう。

「やらなきゃ」と意気込むのではなく「ついでに」「気づいた時に」行うことが、無理なく続ける秘訣です。

そして、せっかく姿勢を良くしようと思っても、無意識のうちに悪い姿勢に戻ってしまうことってありますよね。

そこで、そんな時に「すきま時間フィットネス」を取り入れてみましょう。

普段、どんな時に悪い姿勢になっているのか、そして、その時にどんな体の使い方をしているのかを把握することで、効果的なエクササイズを選べるようになります。

例えば、デスクワーク中に猫背になっていることが多いなら、トイレ休憩に「壁エクササイズ」で猫背をリセットする。

電車の中でスマホを見ている時に首が前に出てしまうなら、駅までの間に「頭の位置リセット」を行う。

ソファでテレビを見ながらくつろいでいる時に腰が反ってしまうなら、CM中に「反り腰リセットエクササイズ」で体幹の筋肉のス

イッチを入れる。

　このように、悪い姿勢になりやすい状況を把握し、その瞬間に「すきま時間フィットネス」を実践することで、無意識のうちに正しい姿勢へと導くことができるのです。

　そして、もう一つ大切なことをお伝えします。

　本書でご紹介したエクササイズや意識するべきことは「つらい訓練」ではありません。考え方次第で、日々のストレス解消やリフレッシュ、そして心身の癒しにも繋がるものなのです。

　気分が落ち込んだ時、モヤモヤする時は、体を動かすエクササイズで心もリフレッシュ。

　疲れた時は、筋肉をリラックスするリリースで心身を解放。

　インナーマッスルを意識し、体の感覚に集中することは、マインドフルネス瞑想にも通じます。

　例えば、夜寝る前や休日のリラックスタイムに、姿勢を意識しながら呼吸に集中する時間を設けることで、心身両面でのリフレッシュが可能になります。

　毎日の生活の中に、姿勢を良くする習慣を取り入れていくことで、体も心も軽やかになっていくのを感じられるはずです。

　姿勢復元は、すぐに効果が出るものではありません。焦らず、ご自身のペースで、無理なく楽しく取り組んでいきましょう。なぜなら、その過程が体と心の健康にも繋がっていくからです。

挫折しない、
プログラムを継続する方法

　姿勢を良くするために最も重要な要素は何でしょうか？

　と言われたら、間違いなく**「継続」**と答えます。

　私が見ていてこれまで姿勢が良くなっていった人々に共通しているのは、やり続けたということです。しかし、「継続は力なり」と言われても、実際に続けることは容易ではありません。「自分にはできるのだろうか」と不安に感じる方も多いでしょう。

　この項では、そんな皆さんの不安を解消し、確実に習慣化するための方法をお伝えします。

　継続できる最大の秘訣は、実はやる気に頼らないことです。なぜなら、やる気は気まぐれと友達のようなものだからです。例えば、ダイエットを始めた初日は意気込んでジムに行くものの、1週間もすると「今日は疲れているから…」と言い訳をしてしまうことがありませんか。

　このように、やる気だけに頼ると、それが尽きた時点で行動も止まってしまいます。

　やる気に頼らずに継続するための答えは**「習慣化」**にあります。

　人間の脳は、簡単にできることを好みます。

　毎日行っている習慣、例えば歯磨きや食事の前に手を洗うことなどは、ほとんど意識せずに行えますよね。これらの行動が習慣

化されているからです。

　しかし、新しい習慣を作るのは簡単ではありません。なぜなら、その行動がまだ習慣になっていないからです。

　新しい習慣を身につける際に、「毎日必ず決まったこの時間に！」「週に5回やろう！」と、意気込む気持ちは、よく分かります。

　しかし、ちょっと待ってください。張り切りすぎて、最初から無理なペースを設定してしまうと、それがプレッシャーとなり、継続を阻む大きな壁になってしまうかもしれません。

「今日はちょっと疲れているから明日まとめてやろう…」

「予定が詰まっていて今日は時間がないからまた今度…」

　そうこうしているうちに、いつの間にか習慣化から遠ざかってしまう…そんな経験、ありませんか。

　そこでおすすめしたいのが、**「まずは回数を達成する」**という目標を立てることです。

　本書で紹介したエクササイズを例に挙げると、「まずは30回やってみる」という目標を立ててみましょう。

　そして、この30回をこなす過程で、ご自身のペースを掴んでいきましょう。

「今日は忙しいからやめておこう」「今日は時間があるから入念にやってみよう」など、その日の体調やスケジュールに合わせて、柔軟に取り組んでみてください。

　大切なのは、「いかに心地よく目標を達成するか」です。

　ご自身のペースで無理なく進めていくことで、エクササイズが「やらなければいけないこと」から「自然とやりたいと思える行動」へ

と変わっていきます。

　30回達成できた頃には、きっと自分にとって無理のないペースが掴めているはずです。そのペースを元に、次は習慣化に向けて、具体的な計画を立てていきましょう。

　習慣化の計画を立てるには、以下の3つのステップを意識してみましょう。

ステップ1：目標設定

　まずは、姿勢改善を通して「どんな自分になりたいのか」を明確にしましょう。「慢性的な肩こりを解消したい」「猫背と巻き肩を改善したい」このように、具体的な目標を設定することでモチベーションを高く維持することができます。

ステップ2：エクササイズ選択

　設定した目標を達成するために、必要なエクササイズを選びましょう。

　例えば、猫背を改善したい → 猫背エクササイズ、巻き肩エクササイズ、亀首エクササイズ。

　反り腰とO脚を改善したい → 反り腰エクササイズ、O脚エクササイズ。

　頭から順に始めていきたい → 亀首エクササイズ

　本書のエクササイズの中から、ご自身の目標や悩みに合ったものを選んでいきましょう。

ステップ3：30回チャレンジ＆ペース調整

　選んだエクササイズで、いよいよ「30回チャレンジ」開始です。無理のない範囲で30回、期限は設けず始めていきましょう。

　やる種目は1種類だけでも構いませんし、複数のエクササイズを組み合わせても良いでしょう。

　ただし10回行うごとに、以下の項目をチェックし、必要であればエクササイズ内容やペースを調整します。
「今のペースで続けられそうか？」→1週間あたりの回数を調整する。「特定のエクササイズが難しすぎる、または簡単すぎるということはないか？」→入念にやるべきエクササイズや省けるエクササイズを特定する。「体の調子はどうだろうか？」→そのエクササイズで改善できそうかチェック。

　この30回チャレンジを通して、あなたはご自身の体と対話し、本当に必要なエクササイズ、そして無理なく続けられるペースを掴んでいくことができます。

　そうすることで、ただ漫然とエクササイズを繰り返すよりも、遥かに「習慣化」しやすくなるだけでなく、自分に必要なエクササイズだけを、自分に合ったペースで行えるようになるため、姿勢改善が成功する確率がグンと高まるでしょう。

　次のページに目標シートがあります。さあ、さっそく始めてみましょう！

「姿勢復元」目標シート

継続的にプログラムをこなすために、目標や予定を記しましょう。
日数ではなく、回数を目標にすると続けやすいです。

長期目標

中期目標

30回やる

短期目標

10回やる

猫背や反り腰改善など本書の中から治したい姿勢を記入しよう。

短・中期目標は記載の回数を目指そう！

使い方

1. 目標設定

長期目標：あなたは最終的にどんな姿勢になりたいのか？
中期目標：長期目標を達成するために、まずは30回チャレンジ！
短期目標：10回でどんな行動をするのか。具体的に日付や内容を決めましょう！
予定日や内容は右ページの①〜⑩に記載します。

2. 実践と記録

予定：短期目標を達成するために、何月何日にやるのかを具体的に記入しましょう。
（例：7月1日）
実施内容：やった内容を記録しましょう。（朝：巻き肩と猫背リリース10回・巻き肩と猫背活性化10回、夜：巻き肩と猫背エクササイズ5回など自由に）
気づきや変化：実践を通して感じた体の変化や気づき、感情などを自由に記入しましょう。（例：最初は辛かったリリースが、3日目にはラクにできるようになってきた！普段の猫背が少し治り、肩がラクになってきた！など）

3. 定期的な振り返り

10回ごと：記録を振り返り、課題を分析しましょう。予定通りに実施できない場合は予定を見直します。効果を感じる度合いにより内容も見直しましょう。

まずは10回分
何を何回やるか考えてみよう

短期目標

10回やる

	予定日	実施内容	気づきや変化
1			
2			
3			
4			
5			
6			
7			
8			
9			
10			

左に実施予定日、真ん中に実施日にやった内容を書こう。右にやってみて感じたこと、体の変化など自由に書こう。

10回を振り返って、さらに10回
何を何回やるか考えてみよう

	予定日	実施内容	気づきや変化
1			
2			
3			
4			
5			
6			
7			
8			
9			
10			

左に実施予定日、真ん中に実施日にやった内容を書こう。右にやってみて感じたこと、体の変化など自由に書こう。

これまでを振り返って、さらに10回 何を何回やるか考えてみよう

短期目標　10回やる

左に実施予定日、真ん中に実施日にやった内容を書こう。右にやってみて感じたこと、体の変化など自由に書こう。

	予定日	実施内容	気づきや変化
1			
2			
3			
4			
5			
6			
7			
8			
9			
10			

姿勢復元完全プログラム まとめ

動きに慣れた方が、より気軽に実践できるように、エクササイズをシンプルにまとめました。

亀首エクササイズ

後頭下筋群リリース
1. 首の付け根、頭のすぐ下の筋肉を指で押し上げ、10秒間キープします。
2. 後頭部を真ん中、左右各2つの計5つのエリアに分けて、下記のように行います。
   各エリアを30秒～60秒かけて丁寧にほぐします。全てのエリアを同様に行います。
3. リラックスしながら、ゆっくりと深呼吸を繰り返しましょう。

首のインナーマッスル活性化
1. 正しい姿勢で座り、あごを軽く引きます。
   「うんうん」と頷くように、頭をゆっくりと10回上下に動かします。
2. 目の前に一点を定め、頭を動かします。鼻が円を描くように、頭をゆっくりと左右に10回まわします。この時、目印を一点に見つめ続け、視線は動かさないようにします。
3. 四つん這いになります。首をゆっくりと上下左右に10回動かします。
4. 正座してタオルを頭に乗せ、頭をゆっくりと上に10回伸ばします。

メインエクササイズ
1. ポジション：片足を後ろに大きく引いて、前屈みにならないように気をつけながら立ちます。
2. 腕を上げる：頭を天井に向けて伸ばしながら、腕を大きく円を描くように上下させます。
3. 首を回す：目の前の一点をじっと見て、首をゆっくりと左右に回します。
4. 頭を回す：目の前の一点をじっと見て、鼻が円を描くようにゆっくりと頭を回します。
※1～4を1セットとして、5回行います。

猫背エクササイズ

肋間筋リリース
1. 背中を丸めながら5秒かけて息を吐き、肋骨を閉じます。息を吸い元の姿勢に。
2. 胸を開きながら5秒かけて息を吸い、肋骨を広げます。息を吐き元の姿勢に。
3. 体を横に倒して、5秒かけて息を吐きながら上の肋骨を閉じ、
   5秒かけて息を吸いながら反対側の肋骨を広げます。反対側も同様に行います。
※1～3を1セットとして、計5回繰り返します。

背骨周りのインナーマッスル活性化
【骨盤の前後傾運動】
1. 仰向けになり、おへそを意識します。2. 骨盤を前後にゆっくりと10回動かします。
【ロールアップ】
1. 仰向けになります。2. 背骨を一つずつ床から離して上体を起こし、
ゆっくりと逆に戻します。これを10回繰り返します。
【キャット&カウ】
1. 四つん這いになります。2. 背中を丸めたり反らせたりする動きを10回繰り返します。

メインエクササイズ
1. ポジション：壁の前に立ち、肘を壁につけます。後ろに体重をかけ、お腹を引き締めます。
2. 壁を押す：5秒息を吐きながら肘で壁を押し、背中を丸めます。
3. 上体を起こす：5秒息を吸いながら胸を張り、背中を伸ばします。
4. 壁から離れ、姿勢を確認します。
※1～4を1セットとして、5回繰り返します。

巻き肩エクササイズ

肩甲骨周りのリリース

【小胸筋リリース】
1. 大胸筋の下にある小胸筋を指で押さえます。
2. 呼吸に合わせて、ゆっくりと圧をかけましょう。左右それぞれ横に5つのエリアに分け、各エリアを10秒ずつ丁寧にほぐしていきます。

【僧帽筋上部リリース】
1. 首の付け根から肩にかけての僧帽筋上部を指で押さえます。
2. 呼吸に合わせて、ゆっくりと圧をかけましょう。
3. 左右それぞれ3つのエリアを10秒ずつ丁寧にほぐしていきます。

肩甲骨周りのインナーマッスル活性化

【前鋸筋の活性化】
1. 四つん這いになります。
2. 両手で床を押しながら、肩甲骨を背中から離すように意識します。
3. 肋骨に沿って肩甲骨を動かし、5秒キープします。この動きを10回繰り返します。

【僧帽筋下部の活性化】
1. 四つん這いになります。 2. 片腕を斜め45度前に伸ばします。
3. 肩甲骨を背中につけるよう意識し、5秒腕を伸ばすことをキープします。
　左右それぞれ10回繰り返します。

メインエクササイズ

【ウォールスクワット】
1. 壁に背中を少し離して立ち、両手を上げて手のひらを壁につけます。
2. 手が壁から離れないように注意しながら、5秒かけて腰を最大までおろします。
3. 腰を下ろしたら、5秒かけて元の位置に戻します。この動作を5回繰り返します。

【ウォールスライド】
1. 壁に背中をつけたまま、膝を曲げて少し壁から離れて立ちます。
　両肘を90度に曲げ手のひらを壁につけます。
2. 手のひらを壁につけたまま、5秒かけて両手を壁の上に向かってスライドさせ、肩甲骨を意識して動かします。
3. 5秒かけてゆっくり元の位置まで戻ります。この動作を5回繰り返します。

反り腰エクササイズ

腰と股関節リリース

【チャイルドポーズ】
1. 正座で座ります。お尻がかかとにつかない場合は、枕やタオルで調整しましょう。
2. 息を吐きながら上半身を前に倒し、おでこを床につけます。
　背中を丸くし、腰が伸びるのを感じましょう。
　両腕は体の横に伸ばし、手のひらを天井に向け、肩の力を抜きます。
　この姿勢を保ち、5回深呼吸。鼻呼吸で、腰の緊張が解けるイメージを描きましょう。
3. 息を吸いながら上半身を起こし、最後に頭を上げます。

【前ももを緩めるニーリング】
1. 片膝を立て、反対の脚は後ろに伸ばし、膝を床につけます。
　後ろの膝の下にクッションやタオルを敷きましょう。
2. 後ろ脚の膝を床に向かってゆっくり押しまず骨盤が前に倒れないように腰の骨を天井に引き上げるイメージで30秒キープ。前ももが温かくなる感覚を目指しましょう。
3. 前の足のかかとをお尻に近づけるように5秒間力を入れます。（足は動かしません）
　次に、クッションやタオルに押し付けて10秒間力を入れます。（足は動かしません）
4. それぞれ力を入れたら、ゆっくり力を抜きます。「力を入れては抜く」を3回繰り返します。

<table>
<tr><td rowspan="1">骨盤周りのインナーマッスル活性化</td><td>

【腹横筋の活性化】

1. 壁の近くで両膝を立て仰向けになります。肘を曲げて両手を壁につきましょう。
2. 両手で壁を軽く押し、肋骨を意識しながら息をゆっくりと吐き出します。
   肋骨を骨盤に近づけるように動かしましょう。
3. 息を吸う時も、肋骨が上がらないように意識します。
   背中や腰に空気が入っていく感覚を意識しましょう。
4. お腹を使って肋骨を引き下げたまま、腕を壁の上に向かって押し付けます。
   この状態を維持したまま、深い呼吸を10回繰り返します。
   可能であれば、太ももと膝を90度に曲げて空中に浮かせてみましょう。
   さらに余裕があれば左右のかかとを交互に床に10回タップしてみましょう。

【大でん筋の活性化】

1. 膝を立て仰向けになります。
   足の裏全体が床につけかかとは腰幅に開き、腕は体の横に伸ばします。
2. 息を吐きながら、かかとで床をグッと押すイメージで、お尻をゆっくり持ち上げます。
   尾骨、骨盤、腰の順に持ち上げるように意識します。
   腰に負担がかからない高さまで持ち上げ、5秒間キープ。
   お腹に軽く力を入れ、お尻が下がらないように意識します。
3. 息を吸いながら、腰から順番にゆっくりとお尻を床に戻します。
   この動きを10回繰り返します。可能であれば片足を持ち上げて行う「片足ブリッジ」
   や持ち上げた足を手で押すバリエーションもやってみましょう。
</td></tr>
</table>

1. 膝の高さの台（椅子、ソファなど）を用意し、片脚を乗せます。
   もう片方の脚で立ち、頭から脚まで一直線になるように姿勢を正します。
   お腹をぐっと引き込み、肋骨を下ろすイメージで腰が反らないように意識しましょう。
   体重を支えている足の後ろ2/3、さらに外側にかけるイメージを持ちます。
2. 体重を脚の内側へ少しずつ移動させながら、台に乗せている足のかかとをゆっくりと
   上げます。このとき前の脚に体重はかけません。
   かかとを上げることで、骨盤が上に上がり、お尻が締まる感覚を味わえます。
   腰が反らないように、お腹を引き続けることを意識しましょう。
3. 足裏全体で床をしっかりと踏み込み、大でん筋を意識して収縮させます。
   太ももではなく、お尻に力が入っていることを確認しましょう。
   踏み込んだ時の反動で体が少し浮き上がるような感覚を味わえます。
   2の動作と同時に行います。体重を内側へ移動させながら、かかとを上げ、
   同時に大でん筋を意識して踏み込みましょう。

※1〜3を1セットとして、左右各5回繰り返します。

(サイドラベル：メインエクササイズ)

スウェイバックエクササイズ

【お腹のリリース】

1. 床に座り、左手を前に、右膝を曲げて手を腰に添えましょう。
   腰を反らさずに、お腹を軽くへこませながら背筋を伸ばします。
2. 腰が後ろに倒れないように、上半身をゆっくりと右側にねじっていきましょう。
   右肘を後ろに引くように意識すると、よりねじりが深まります。
   無理のない範囲で、気持ちよくねじってみてください。
3. 体を右にねじったまま、右側の肋骨を意識しながら、深く息を吸い込みましょう。肋骨
   の間が広がり、新鮮な空気が体中に流れ込むイメージで、5回呼吸をしてみましょう。
   息を吐く時は、ねじった体の力を緩めながら、ゆっくりと戻していきます。
   反対側も同様に行い、左右交互に10回繰り返しましょう。

(サイドラベル：お腹とお尻 リリース)

お腹とお尻 リリース

【お尻のリリース】
1. 片脚を前に曲げ、膝が90度になるように床に座ります。
   反対側の脚は後ろに曲げ、両膝が90度になるように調整してください。
2. 両手を体の前につき、背中が丸まらないように軽く背筋を伸ばしましょう。
   前の脚の股関節を意識して、お尻の奥に深く息を吸い込みましょう。
   息を吐きながら、股関節をさらに深く曲げ、お尻の奥が伸びるのを感じましょう。
   この呼吸を5回繰り返します。
3. 前の脚の膝下の外側を床につけ、膝で床をグッと押します。
   この時、お尻の奥の筋肉が使われていることを意識し、10秒押し続けましょう。
   10秒間力を入れたら、ゆっくりとお尻の筋肉の力を抜きます。
   力を入れた後、力を抜くことで
   お尻の奥がさらにリラックスしていくのを感じてみましょう。
   この状態を10秒間キープします。この「力を入れては抜く」を3回繰り返します。

骨盤周りの インナーマッスル活性化

【腸腰筋の活性化】
1. 膝を軽く曲げて床に座り、両手を体の後ろにつき体を支えましょう。
   背中が丸まらないように、背筋を軽く伸ばします。
2. 息を吐きながら、お腹の奥に力を入れ、片方の足を床から数センチ持ち上げます。
   太ももの前側ではなく、お腹の奥底から足を持ち上げるように意識しましょう。
   腰が反ったり、背中が丸まったりしないように注意してください。
3. 息を吸いながら、5秒かけてゆっくりと足を元の位置に戻します。
   反対側の足も同様に、左右それぞれ10回繰り返しましょう。

【多裂筋の活性化】
1. 肩の真下に手首、股関節の真下に膝がくるように四つん這いの姿勢になります。
   右膝の下にクッションを置き、骨盤を自然と左側に傾けます。
   お腹をキュッと引き締め、背筋をまっすぐに伸ばします。
   頭が下がらないようにし、顔は床に向け、視線を真っ直ぐ向けましょう。
2. 息を吸いながら、右膝をクッションにグッと押し込むように意識します。
   同時に、左足を後ろに伸ばし左側の骨盤を天井に向かって持ち上げましょう。
   数秒間キープしたら、ゆっくりと元の四つん這いの姿勢に戻ります。
   左右それぞれ10回ずつ繰り返しましょう。

メイン エクササイズ

1. 背筋をピンと伸ばして真っ直ぐに立ちましょう。
   頭が前に出ないように、視線はまっすぐ前に向けます。
2. 息を吸いながら、左足を軽く床につけたまま、ゆっくりと前へ滑らせていきましょう。
   かかとは自然と浮かせてください。
   支えている右足の大転子（太もも外側の骨の出っ張り）が肩より前に
   出ないようにしましょう。
   骨盤が前に倒れてしまう場合は、無理せず滑らせる幅を調整してください。
   股関節に重心をしっかりと乗せ、骨盤を立てるように意識しましょう。
   頭頂部から骨盤、かかとまでが一直線になるよう姿勢をキープします。
3. 息を吐きながら、ゆっくりと左足を前に戻し、元の姿勢に戻ります。
   反対側も同様に行いましょう。
※1〜3を1セットとして、左右各5回繰り返します。

O脚 X脚エクササイズ

股関節リリース

1. 床に仰向けになり、両膝を立てましょう。
   肋骨を軽く下ろし、お腹に軽く力を入れて腹圧をかけます。
2. 膝を曲げたまま、股関節が横に動かないように、いけるところまで内側にねじります。
   足の裏は外側に向けましょう。右足のかかとを左膝の上に乗せます。右足の重みで、
   左側の股関節の外側が伸ばして、30秒ほどキープしましょう。ゆっくりと呼吸を続け
   ながら、筋肉の緊張が徐々に解けていくのを感じてください。
3. 左足を天井に向かってゆっくりと持ち上げます。この時、左側の股関節の外側に力を
   入れます。同時に、右足は左膝につけたまま、左足が上がらないように抵抗をかけま
   しょう。10秒間キープします。
4. 外ももの力を抜いて、今度は左足をゆっくりと床に戻しましょう。この時、左側の股関
   節の外側の脱力感をしっかりと感じてください。10秒間キープします。
   この「力を入れては抜く」を3回繰り返します。

股関節・膝周りのインナーマッスル活性化

※1～3、1～4を流れるように繋げて1セットとし、左右各10回繰り返します。

【股関節の活性化】
1. 四つん這いになり、手は肩の下、膝は股関節の下に置きましょう。
2. 右足を床から浮かせ、軽く前に股関節を曲げます。
   右足を内側に回し、足の裏を外側へ向けます（内旋）
   右足を内側に回しながら、股関節から脚を外側に開きます（外転）
   膝を曲げたまま、股関節から右脚を天井に向かって伸ばします（伸展）
   脚を内側に回し、身体の中心線に向かって脚を戻します（内転）
   再び股関節を曲げて開始姿勢に戻ります。
3. 右足を床から浮かせ、膝を曲げたまま右脚を天井に向かって伸ばします（伸展）
   右足を外側に回し、足の裏を内側へ向けます（外旋）
   右足を外側に回しながら、股関節から脚を外側に開きます（外転）
   股関節を曲げながら、脚を身体の中心に向かって戻し（内転）開始姿勢に戻ります。

【膝関節の活性化】
1. 床にお尻をつけ、膝を曲げて座ります。両手は体の横に楽に置きましょう。
   片方の足を太ももの裏側から両手で持ち足を支えます。
2. そのまま、両手で持ち上げた足を床から少し浮かせてください。
   足のつま先を外側に向けたり、内側に向けたりして、膝関節を内旋・外旋させます。
   この時、股関節は動かさないように、しっかりと固定しましょう。
3. 膝関節をねじった後、できるだけ膝を伸ばします。
4. 足を内側にねじりながら、膝を曲げていきます。

メインエクササイズ

※1～4を1セットとして、左右各5回繰り返します。

1. 右足を前に出し、左足は体重をかけないよう、つま先を軽く床につけましょう。
   右足で床をしっかりと捉え、膝は少しだけ曲げて、すねの骨は床から垂直にします。
   両手は腰に当て、骨盤から軽く体を前に倒します。
2. 膝とつま先は正面に向けたまま、骨盤をできるだけ右足の方向に回します。
   この時、腰ではなく股関節から動かすことを意識しましょう。
   ヒップヒンジを意識しながら、上半身を前傾させます。
   股関節を支点に上半身を倒すイメージで、肩を開いた状態を保ちましょう。
3. 膝とつま先は正面に向けたまま、親指の付け根に力を込め、
   体を左へゆっくりと回転させます。この時、股関節は曲げた状態を保ちます。
   骨盤を右足からできるだけ離すように回転させましょう。
4. 足の裏全体で地面を押しながら、体を押し戻し、元の姿勢に戻ります。
   この時、腰ではなく股関節から伸ばすことを意識しましょう。

膝下O脚エクササイズ

<table>
<tr><td>足
リリース</td><td>

1. 椅子に座るか床に座って、片方の足をもう片方の足の太ももに乗せます。
2. 片方の手で足首を支え、もう片方の手で足を包み込むように持ち、足首をゆっくりと回します。まずは時計回りに5回、次に反時計回りに5回まわします。その後、足首を上下に10回動かしましょう。
3. 指を使って、足裏全体を揉みほぐしていきます。硬さを感じやすい部分は念入りにほぐしましょう。次に、足の甲にある指の骨と骨の間を足の甲から足裏に向かって、圧をかけながら滑らせます。反対に、足裏から甲に向かって行ったりもしましょう。
4. 足指の1本1本に手の指を絡め、足の甲を左右にゆっくりとねじります。この動きを10回繰り返します。
5. 手の指を足の指の間に入れ、しっかりと組みます。もう一方の手で足の甲を固定しそのまま、足の指を反らしたり握ったりする動きを心地よいと感じで10回繰り返しましょう。

</td></tr>
</table>

<table>
<tr><td>足周りの
インナーマッスル活性化</td><td>

【足首の活性化】
1. 壁から少し離れて立ち、両手を軽く壁に添えましょう。背筋を伸ばし、お腹を軽く引き締め、体幹を安定させて行います。
2. 両足を揃えて立ちます。両足のかかとを床から離し、持ち上げていきましょう。小指側に体重をかけるように意識すると、自然とかかとが内側に向いていきます。無理のない範囲で、できるだけ高くかかとを上げ、ゆっくりと床に戻します。この動きを10回繰り返します。
3. 再び両足を揃えて立ちます。今度は、親指側に体重をかけるように、かかとを外側に向けてゆっくりと持ち上げます。無理のない範囲で、できるだけ高くかかとを上げ、ゆっくりと床に戻します。この動きを10回繰り返します。

【足裏の活性化】
1. 椅子に座り、足の指を大きく開きましょう。指と指の間を、できるだけ広げるように意識します。
2. 次に、足の指で「グー」「パー」と動かします。「グー」では足の指をぎゅっと握りしめ「足の甲の中央部分」を、縮めるように意識しましょう。「パー」では足の指を大きく広げ「足の甲の中央部分」が広がるのを感じながら行いましょう。この「グー」「パー」の動きを、10回繰り返します。
3. 足を床につけたまま、親指だけを天井に向かって持ち上げてみましょう。この時、「足の甲の中央部分」を内側にひねるように意識しましょう。反対に、小指だけを天井に向かって持ち上げ足の甲の中央部分を、外側にひねるように意識してみましょう。左右交互に10回繰り返しましょう。

</td></tr>
</table>

<table>
<tr><td>メイン
エクササイズ

※1～3を1セットとして、左右各5回繰り返します。</td><td>

1. 右足を一歩前に出し、左足には体重をかけず左足のつま先を軽く床につけましょう。右足でしっかりと床を捉え、右膝は軽く曲げ、すねの骨は床から垂直にします。両手を腰に当て、バランスを保ちます。不安定な場合は、壁に軽く手を添えてください。
2. かかとを床につけたまま、小指を天井に向かって持ち上げ、足先を外側に向けていきます。この時も、膝が内側や外側に倒れないようにかかとも動かないよう注意しましょう。今度は親指を天井に向かって持ち上げ、足先を内側に向けていきます。この動きも、膝が内側や外側に倒れないようにかかとも動かないよう注意しましょう。内側外側と10回繰り返します。
3. 右足と左足を入れ替えます。後ろにある右足を軸足に右のかかとをゆっくりと持ちあげます。つま先全体に体重がかかるよう、右足のかかとを床から離します。膝が外側に倒れないよう注意し、足うらがやや内側を向くように意識しましょう。この動きを10回繰り返します。

</td></tr>
</table>

反張膝エクササイズ

ふくらはぎリリース

【手でリリース】
1. 座って、片方の足をもう一方の足の膝の上に乗せましょう。
2. 親指をふくらはぎの内側に添え、筋肉に、優しく圧をかけ親指を上下左右に滑らせましょう。特に緊張を感じるところがあれば、少し時間をかけ、じっくりと行いましょう。
3. 親指をふくらはぎの外側に移動させ、優しく圧をかけながら上下左右に滑らせましょう。
4. 親指をすねの内側に添え、上から下へ、そして左右へと優しく滑らせます。
5. 次に、すねの外側に移動し、今度は下から上へ、そして左右へと滑らせましょう。骨の際に沿って行うように意識してください。

【動きでリリース】
1. 立った状態で片足を後ろに引いて膝を伸ばし、アキレス腱を伸ばす姿勢をとります。腰が反らないようにお腹に力を入れてください。
2. 腰が反らないように体を前に倒して、ふくらはぎを伸ばします。この状態を30秒間キープします。息を止めずに、ゆっくりと深呼吸をしながら行いましょう。
3. 30秒経ったら、膝を伸ばしたままかかとをゆっくりと持ち上げ、10秒間キープします。
4. その後、10秒間かけて、ふくらはぎにグッと力を入れます。そして、ゆっくりと10秒力を抜いていきましょう。この「10秒キープ→10秒力を入れては抜く」流れを3回繰り返します。反対側の足も同様に行いましょう。

骨盤周りのインナーマッスル活性化

1. 両膝を90度に曲げ、台や椅子の上に両足を乗せ仰向けに寝転びましょう。かかとで台を押すように、太ももの裏側（ハムストリングス）に軽く力を入れます。
2. 息を吐きながら、かかとで台を押し、お尻を天井方向へ持ち上げます。お尻を持ち上げる動作と同時に、ハムストリングスを使って骨盤を後傾させましょう。
3. 息を吸いながら、ゆっくりとお尻を床に近づけ、元の状態に戻していきます。背骨を一本ずつ下ろしていくイメージで、ゆっくりと動作しましょう。
※2〜3の動作を10回程度繰り返しましょう。

メインエクササイズ

1. 肩幅よりやや狭く両足を平行に開いてまっすぐに立ちましょう。背筋をピンと伸ばし、お腹を軽く引き込みます。目線はまっすぐ正面に向け、あごを軽く引きます。右脚を一歩、軽く前に出し、右脚の膝を曲げて脛が床と垂直になるポジションを見つけます。上半身がぐらつかないよう、体幹をしっかりと安定させましょう。
2. 右脚のすねが動かないように、座骨を意識しながら骨盤をゆっくりと後傾させていきます。この時、お腹を丸めるのではなく、右のハムストリングスに力が伝わるのを感じましょう。
3. 骨盤を後傾させたまま、後ろにある左脚をゆっくりと伸ばしていきます。それと同時に、右膝が伸びていきます。このときもハムストリングスを使い、股関節を伸ばす結果として膝が伸びる意識で行いましょう。膝が伸びきってしまわないように注意してください。
4. ゆっくりと元の姿勢に戻っていきます。
※1〜4を1セットとして、左右各5回繰り返します。

参 考 文 献

『筋：機能とテスト −姿勢と痛み−』F.P.Kendall/西村書店

『筋骨格系のキネシオロジー』Donald A.Neumann/医歯薬出版

『骨盤帯 原著第4版：臨床の専門的技能とリサーチの統合』Diane Lee/Linda-Joy Lee/医歯薬出版

『胸郭：統合アプローチ』Diane Lee/医歯薬出版

『新しい呼吸の教科書 -【最新】理論とエクササイズ -』森本貴義/近藤拓人/ワニブックス

『キネティックコントロール：制御されていない動きのマネジメント』Mark Comerford/Sarah Mottram/ブックハウス・エイチディ

『股関節：協調と分散から捉える』建内宏重/ヒューマン・プレス

『姿勢と歩行：協調からひも解く』樋口貴広/建内宏重/三輪書店

『身体運動学：−関節の制御機構と筋機能』市橋則明（編）/メジカルビュー社

『身体運動学：知覚・認知からのメッセージ』樋口貴広/森岡周/三輪書店

『リハビリテーションのための脳・神経科学入門』『リハビリテーションのための神経生物学入門』森岡周/協同医書出版社

『姿勢の脳・神経科学：その基礎から臨床まで』大築立志/鈴木三央/柳原大/市村出版

『ヤンダアプローチ：マッスルインバランスに対する評価と治療』Phil Page/Clare C.Frank/Robert Lardner/三輪書店

『マッスルインバランスの理学療法』荒木茂/運動と医学の出版社

『運動制御と臨床応用：運動・姿勢のメカニズムと協調性の理論と実践』浅賀忠義/吉田直樹/文光堂

『運動機能障害症候群のマネジメント 理学療法評価・MSIアプローチ・ADL指導』Shirley A.Sahrmann/医歯薬出版

『セラピストのためのハンズ・オンガイド 姿勢コントロール』Jane Johnson/医歯薬出版

心と体の両面から、
より良い人生を歩むために

　この本を手に取っていただき、本当にありがとうございます。

　一冊の本という形になって、皆様にお届けできること、心から嬉しく思っています。

　私が理学療法士を目指したきっかけは、歩けなくなってしまい、その後に他界した母の存在がきっかけでした。母との別れで、私は深い悲しみと無力感を味わいました。「こんな思いを誰にもしてほしくない。なんとかできないか」この強い思いが、私を理学療法士の道へと導いてくれました。この本ができたのも、天国で見守ってくれている母のおかげだと感じています。

　理学療法士として働き始めてからも、思うように患者さんの症状が改善しない時、悔しい思いを何度もしました。「どうしたらもっと良くなるのか」と必死に勉強し、試行錯誤を繰り返しました。そして、患者さんの回復に共に喜び分かち合い、感謝の言葉をいただいた時の喜びは、何物にも代えがたいものでした。これらの経験を通して得た知識や技術、試行錯誤の過程が、この本の内容に繋がっています。私の理学療法士としての成長を支えてくださったすべての患者さんに、心からの感謝を申し上げます。

　さらに多くの方の力になりたいという思いから、SNSで姿勢を良くするための情報発信を始めました。

共感の声をいただき、応援してくれるフォロワーの方々がいることが、私の大きな支えとなりました。SNSでの毎日の配信を通して得られた知識やエクササイズ方法、フォロワーの皆さんとのやりとりから生まれたアイデアなども、この本に盛り込まれています。いつも温かい応援をありがとうございます。

　そして私の発信に興味を持ってくださり、本書の出版へと繋げてくださった編集者の方にも深く感謝申し上げます。原稿をより分かりやすく、読みやすくするために何度もご尽力いただきました。

　本書の執筆中には、第一子が誕生するという大きな喜びにも恵まれました。なれない育児に奮闘する日々の中、そんな大変な時期に、私の夢を理解し、支えてくれた家族には感謝しかありません。そして、原稿を書く合間の我が子との触れ合いは、かけがえのない癒しとなりました。

　最後に読者の皆様へ。本書は単なる体の形としての姿勢だけでなく、感覚を通して内面からのアプローチを重視して書かせていただきました。内面に意識を向けることで、姿勢を根本から良くすることを目指しています。感覚的なことで分かりづらいこともあるかもしれません。そんな時は、私のX（旧Twitter）アカウント「@Beshisei」までお気軽にご質問ください。

　「姿勢」という言葉には、体のかっこうだけでなく、「態度」という意味もあります。外見の姿勢と内面の姿勢は、切り離すことのできない関係にあるのです。この本を通じて、皆様が心と体の両面から、より良い人生を歩むためのヒントを見つけていただければ、これ以上の喜びはありません。

著者　理学療法士キリツ

10年以上の臨床経験を持つ理学療法士。解剖学や脳神経学の専門知識を活かし、姿勢に特化したアプローチを確立。セミナーやレッスンを通じて、たくさんの人々の姿勢改善をサポートしている。また、SNSでの情報発信力にも力を入れており、わかりやすい解説と効果的なエクササイズの提案をし、総フォロワー数10万人（2024年12月現在）を超える支持を得ている。

カバーデザイン	三森健太（JUNGLE）
本文デザイン・DTP	野村友美（mom design）
イラスト	Waco
校正	鷗来堂
編集	大野洋平

根本から体を整える
姿勢復元完全バイブル

2025年1月28日　初版発行

著　者	理学療法士キリツ
発行者	山下直久
発　行	株式会社KADOKAWA
	〒102-8177　東京都千代田区富士見2-13-3
	電話 0570-002-301（ナビダイヤル）
印刷所	TOPPANクロレ株式会社
製本所	TOPPANクロレ株式会社

●お問い合わせ
https://www.kadokawa.co.jp/（「お問い合わせ」へお進みください）
※内容によっては、お答えできない場合があります。
※サポートは日本国内のみとさせていただきます。
※Japanese text only
定価はカバーに表示してあります。
©Rigakuryohoshi KIRITSU 2025 Printed in Japan　ISBN 978-4-04-607202-3 C0075